CONTRIBUTION A L'ÉTUDE

DE LA

LITHOTRITIE

PAR

Le Dr Félix PAQUET

Ancien externe des hôpitaux de Lille et de Paris
Médaille de bronze de l'Assistance publique

PARIS

G. STEINHEIL, ÉDITEUR

2, RUE CASIMIR-DELAVIGNE, 2

1896

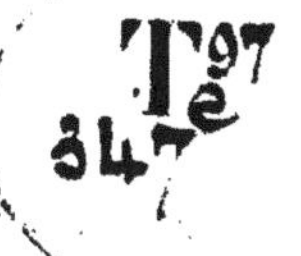

CONTRIBUTION A L'ÉTUDE

DE LA

LITHOTRITIE

IMPRIMERIE LEMALE ET Cie, HAVRE

CONTRIBUTION A L'ÉTUDE

DE LA

LITHOTRITIE

PAR

Le Dr Félix PAQUET

Ancien externe des hôpitaux de Lille et de Paris
Médaille de bronze de l'Assistance publique

PARIS

G. STEINHEIL, ÉDITEUR

2, RUE CASIMIR-DELAVIGNE, 2

1896

CONTRIBUTION A L'ÉTUDE

DE LA

LITHOTRITIE

AVANT-PROPOS

Depuis plusieurs années déjà, la lithotritie est entrée complètement dans le domaine de la chirurgie. Grâce aux nombreux travaux des auteurs français et étrangers, elle est maintenant universellement répandue. Cependant, un certain nombre de points complémentaires méritent d'être étudiés avec soin, et cette étude fera le sujet de notre thèse.

C'est à notre maître, M. le professeur Guyon que nous devons les indications générales qui nous ont permis d'établir les grandes lignes de notre sujet. C'est à sa grande expérience de la lithotritie que nous devons tous les détails qu'il lui a paru intéressant de voir notés spécialement dans le cours de notre travail. Aussi, avant d'en commencer l'exposé, qu'il nous soit permis de lui adresser nos sincères remerciements pour le bienveillant accueil qu'il nous a fait dans son service pendant notre dernière année d'externat, et de l'assurer de notre respectueuse reconnaissance pour les bonnes leçons et les excellents conseils que nous avons reçus de lui.

Nous sommes heureux de lui dédier notre travail en témoignage de notre profonde gratitude.

Nos autres maîtres dans les hôpitaux ont droit à nos remerciements pour la bienveillance qu'ils nous ont accordée pendant le cours de nos études.

Nos deux premières années d'externat se sont passées dans le service de M. le professeur agrégé Terrillon, à la Salpêtrière, et de M. le professeur Le Fort, à la Pitié. Nous garderons éternellement le souvenir de ces excellents maîtres si tôt ravis à l'affection de leurs élèves.

Nous avons eu l'honneur d'être l'externe de M. le Dr Bucquoy, à l'Hôtel-Dieu, et nous lui gardons une vive reconnaissance pour les bonnes leçons de diagnostic médical que nous avons reçues de lui.

C'est dans le service de M. le Dr Routier, à l'hôpital Necker, que nous avons passé notre quatrième année d'externat. Sous sa direction, nous avons entrepris l'étude des maladies des organes génito-urinaires. Nous n'oublierons jamais avec quelle bienveillance il a dirigé nos premiers travaux dans cette partie spéciale de la chirurgie. Depuis que nous avons quitté son service, nous avons eu recours à son amabilité dans maintes circonstances. La sympathie qu'il nous a toujours témoignée nous a été très précieuse et nous le prions d'agréer l'expression de toute notre reconnaissance.

Dans le cours de l'année que nous venons de passer dans le service de M. le professeur Guyon, nous avons pu suivre les leçons de M. le professeur agrégé Albarran. Par les conseils qu'il nous a prodigués chaque matin au lit du malade, et par son savant enseignement clinique, il nous a perfectionné dans l'étude des affections génito-urinaires. Qu'il soit assuré de notre profonde gratitude et de notre excellent souvenir.

Tous nos remerciements aussi à M. le D' Chevalier, chef de clinique chirurgicale à l'hôpital Necker, qui nous a témoigné tant d'amitié pendant notre séjour dans le service de M. le professeur Guyon.

Qu'il nous soit permis de rendre hommage à nos maîtres de la Faculté de médecine de Lille qui ont guidé nos premières études médicales; nous conservons précieusement le souvenir de leur enseignement, et nous avons toujours présente à la mémoire, la sympathie qu'ils nous ont témoignée dans des circonstances particulièrement douloureuses de notre vie.

DIVISION

Après un court exposé de l'histoire de la lithotritie et des différentes périodes qu'elle a traversées pour arriver à son état actuel, nous décrirons la technique opératoire, telle que la pratique journellement à l'hôpital Necker, notre maître, M. le professeur Guyon.

Puis nous étudierons les divers moyens de remédier aux obstacles apportés à la lithotritie par l'état du canal, de la prostate, de la vessie, par l'état des urines et l'état général du malade.

Dans un chapitre suivant, nous nous attacherons à décrire les variations que présentent les manœuvres opératoires chez l'homme et chez la femme : chez l'homme, en raison de sa prostate et de sa vessie, en raison du volume, de la dureté des calculs et de leur multiplicité ; chez la femme, par suite de la brièveté de son urèthre et de l'absence de prostate. Nous parlerons également dans ce chapitre de l'anesthésie pendant la lithotritie.

Un dernier chapitre sera consacré à l'étude des suites opératoires et des complications qui peuvent survenir pendant et après la lithotritie, et nous donnerons les indications du traitement post-opératoire du lithotritié, traitement qui a pour but de remettre la vessie dans son état normal, en particulier chez les prostatiques opérés de calculs

phosphatiques et chez lesquels la rétention souvent sep-
tique d'une urine alcaline dans la vessie, assurerait une
prompte récidive.

Nous baserons cette étude sur l'examen approfondi des
observations de calculeux lithotritiés, du mois de février
au mois de novembre 1896, dans le service de clinique de
notre maître M. le professeur Guyon, à l'hôpital Necker.

CHAPITRE PREMIER

Historique (1).

Jusqu'au commencement de ce siècle, les chirurgiens ne possédaient qu'un seul moyen de traiter les calculs vésicaux : c'était la taille avec ses différents procédés, taille hypogastrique, taille périnéale médiane ou latérale. C'est en janvier 1824 que Civiale parvint le premier à broyer des calculs dans la vessie, à les réduire en fragments assez fins pour être évacués. Ces opérations eurent lieu en plusieurs séances sur deux malades, devant une commission de l'Académie de médecine. C'était au moyen du trilabe que Civiale exécutait le broiement ou plutôt l'usure du calcul. Quant à l'évacuation, elle se faisait simplement par les mictions. Ce n'est que plus tard que Civiale employa la sonde molle et le lavage vésical pour favoriser l'évacuation des fragments.

Ces premiers résultats une fois connus, les chirurgiens s'appliquèrent à trouver des instruments capables de broyer suffisamment le calcul, et d'évacuer rapidement les fragments pour éviter la production d'une cystite ou leur engagement dans l'urèthre. C'est pour parer à ces dangers, que Civiale proposa plus tard de faire à l'urèthre périnéal une

(1) DESNOS. *De la lithotritie à séances prolongées*, 1882. — KIRMISSON. Thèse d'agrégation, 1883.

large boutonnière qui permit de retirer le fragment engagé et d'entraîner les derniers débris du calcul vésical.

C'est pendant cette période qu'il faut noter les travaux et les inventions d'Heurteloup, de Leroy d'Etiolles, d'Amussat, de Weiss de Londres, d'Hoghson de Birmingham. En 1831, Jacoopson de Copenhague, imagina un instrument de broiement agissant par le rapprochement de deux mors courts. Cet instrument était le premier type de nos lithotriteurs actuels. Adopté par Heurteloup, celui-ci employa un marteau comme moyen d'action sur les mors, et cet instrument, joint à son videur, constitua à cette époque l'appareil instrumental de la lithotritie.

A ce moment, l'opinion des chirurgiens se divise : les uns, Lisfranc et Velpeau, redoutent au plus haut point l'irritation vésicale due à des manœuvres prolongées, les autres, Heurteloup, Roux, Amussat, craignant par-dessus tout la rétention des fragments dans la vessie, amenant presque toujours une cystite fatalement chronique, cherchent au contraire à prolonger les séances de façon à rendre le broiement plus complet et l'évacuation plus rapide. Se basant sur cette idée, Heurteloup et Leroy d'Etiolles donnent aux mors de leur lithotriteur la forme d'une cuiller permettant de ramener le plus possible de débris en retirant l'instrument, et recommandent de faire la pulvérisation immédiate du calcul.

Aussi les efforts des chirurgiens se portent surtout sur l'évacuation : sonde à double courant de Mercier, sonde évacuatrice de Guillon (père). Cornay invente alors (1845) son lithréréteur, appareil destiné à aspirer les fragments, et qui est le premier aspirateur proprement dit, destiné à remplacer l'aspiration à la seringue pratiquée auparavant par Blandin, Ségalas et Lisfranc. Un an plus tard, 1846, Ph. Crampton construit un aspirateur dans lequel il fait le vide pour attirer le liquide et les fragments contenus dans la vessie.

En 1853, Amussat établit pour la première fois la règle de lithotritie en une seule séance, et en donne une définition précise (1) : « Briser un calcul en plusieurs fragments que l'on broie immédiatement avec deux ou trois instruments différents, de manière à les réduire tous à un assez petit volume pour qu'ils puissent sortir sans difficulté par l'urèthre ou être extraits de la vessie avec un instrument approprié, si le malade ne peut les expulser, c'est là ce qu'il faut entendre par la lithotritie en une seule séance. » On voit que c'est, à peu de détails près, la règle observée maintenant par tous les chirurgiens.

Mais cette opinion ne fut pas généralement admise. Nélaton, M. Thompson adoptèrent la lithotritie à séances courtes et répétées, et la plus grande partie des chirurgiens s'étaient rangés de leur avis. En effet, l'on n'employait pas l'anesthésie, pour ne pas se priver des indications précieuses fournies par la sensibilité du malade. La durée des séances causait une vive irritation de la vessie ; cette irritation prolongée amenait des contractions, une révolte de l'organe : l'exploration devait être forcément incomplète, et l'opération devait être le plus souvent abandonnée avant d'être terminée.

De plus, les chirurgiens, à l'exemple de Nélaton, assi-

(1) Desnos. *Loc. cit.*, p. 16.

gnaient comme indication à la lithotritie : des organes
urinaires sains, une vessie suffisamment grande, un urèthre
libre, un calcul peu considérable et d'une dureté médiocre,
abandonnant à la taille tous les calculeux porteurs de
rétrécissement, d'hypertrophie prostatique, de vessie à
cellules, ou de vessies enflammées et facilement irritables.

Aussi la lithotritie reste-t-elle, pendant une longue série
d'années, une opération peu pratiquée, exigeant des conditions spéciales difficiles à rencontrer.

Cependant les chirurgiens cherchent à faciliter les
manœuvres opératoires par le perfectionnement des instruments employés. Ces recherches portent surtout sur
les appareils évacuateurs.

En 1864, Maisonneuve présente un nouvel appareil pour
l'extraction des fragments : le lithéxère, composé d'une
sonde à large ouverture où s'engagent les fragments. Dans
la partie droite de la sonde tourne une vis sans fin dont
le mouvement entraîne les fragments, « les broie comme
des grains de café », et rejette le détritus en dehors.

En 1866, paraît en Angleterre l'aspirateur de Clover,
qui est le premier modèle de nos aspirateurs actuels. Il se
compose (1) d'une poire en caoutchouc pourvue d'une seule
ouverture ; un cylindre de verre communique avec elle
par une de ses extrémités, et par l'autre est fixé à une
sonde dont le prolongement pénètre jusqu'à la moitié du
cylindre. La manœuvre en est fort simple. On remplit de
liquide l'appareil, auquel on adapte la sonde ; puis on exerce
une pression sur les parois de la poire, on écarte les doigts,

(1) DESNOS. *Loc. cit.,* p. 18.

les parois reviennent à leur état primitif, aspirent ainsi le liquide injecté et des débris avec lui.

Mais, ce perfectionnement ne modifia pas la méthode : on ne faisait que de courtes séances de broiement ; les fins débris étaient évacués par l'aspiration, mais les gros fragments demeuraient dans la vessie. De plus, l'aspiration allongeait les séances et le séjour des instruments dans la vessie, aussi l'appareil de Clover ne fut-il employé que dans des cas exceptionnels.

Citons pour mémoire l'appareil aspirateur de Nélaton (1868), les sondes évacuatrices de Coxeter et de Voillemier.

C'est en 1878, que Bigelow publia ses premières observations de litholapaxie. Nous trouvons dans la thèse de Desnos (1), l'analyse étendue de la publication de Bigelow. Les modifications qu'il préconise sont basées sur les recherches d'Otis sur le calibre de l'urèthre. Ces modifications portent sur la disposition et le volume des instruments qui peuvent être introduits dans la vessie. Bigelow modifie les lithotriteurs ; il se sert d'instruments à bec large et aplati, à mors longs et larges, instruments de puissance bien supérieure aux anciens lithotriteurs, mais exigeant un fort calibre de l'urèthre. De même pour l'évacuation. Le succès de l'évacuation dépend du volume de la sonde ; aussi se sert-il d'une sonde n° 31 ou 32 à ouverture à l'extrémité du canal de la sonde, mais avec un bec dépassant de 1 à 2 centimètres et de dimensions égales au calibre de la sonde. Enfin, il termine ses modifications par l'adjonction à l'appareil instrumental d'un

____

(1) *Loc. cit.*, p 24.

P.   2 aspirateur nouveau qui a servi de type à celui de Thompson et à celui de M. Guyon.

La lithotritie, modifiée par ces nouveaux procédés, prit en Amérique une extension considérable. Curtis, Warren, Keyes s'en font les ardents défenseurs. Thompson, lui-même, modifia son procédé : il ne cherche plus seulement à diminuer le nombre des séances et à faire le broiement le plus complet possible en un temps limité, mais à réduire les séances multiples en une séance unique, et évacuer la totalité de la pierre. Il utilise pour cela l'anesthésie qui lui permet de pratiquer la lithotritie à séances prolongées, mais il refuse d'employer les instruments volumineux de Bigelow, préférant doubler les séances et opérer le broiement avec de petits lithotriteurs.

Thompson modifie ensuite l'aspirateur de Bigelow. Dans ce dernier, la sonde et la poire aspiratrice étaient mises en communication par un long tube en caoutchouc. Thompson invente un dispositif qui fixe directement la sonde entre la poire en caoutchouc et le récipient de verre.

Mais le défaut capital de ces aspirateurs était le reflux possible des fragments dans la vessie par les pressions successives faites sur la poire de l'aspirateur. Aussi, depuis cette époque, diverses modifications furent apportées aux aspirateurs pour remédier à cette défectuosité.

En 1881, au Congrès international de Londres, Bigelow produisit son aspirateur modifié par lui, et dans lequel il interposa entre la sonde et le ballon, un petit cylindre de verre contenant une boule en caoutchouc jouant le rôle de clapet, et empêchant le retour des fragments.

En 1882, Thompson modifie également son aspirateur.

La boule de verre qui reçoit les fragments, au lieu d'être placée à l'extrémité inférieure de la poire, est placée entre celle-ci et la sonde. Le courant passe au-dessus du récipient de verre sans y pénétrer. Mais l'inconvénient persiste, parce que des fragments peuvent passer dans la poire en caoutchouc au lieu de tomber dans le récipient de verre, et être chassés dans la vessie à la pression suivante.

A la même époque, M. le professeur Guyon modifia l'appareil de Thompson. Son appareil se compose (1) d'une poire en caoutchouc de forme ovale, terminée à sa partie supérieure par un entonnoir muni d'un robinet : c'est par là qu'on remplit l'appareil. Son extrémité inférieure se continue avec un cylindre de cuivre, et à l'union de ces deux parties, une toile métallique, tendue de champ, ne permet le passage que d'un courant liquide. Cette pièce métallique soutient le récipient de verre, qui y est fixé par un anneau à douille de baïonnette ; l'orifice d'entrée est très large.

Quant à la jonction de la sonde et de l'aspirateur, elle ne se fait plus de la même manière. Un tuyau composé d'un tube de verre uni à deux pièces métalliques par deux anneaux de caoutchouc, est soudé à angle très aigu au-dessus du récipient, en dessous de la toile métallique située entre la poire et le récipient. Ce tube est de plus coudé à angle droit à sa parti libre et muni d'un robinet. C'est son extrémité qui se fixe à la sonde.

L'aspiration faite, les fragments tombés dans le récipient ne peuvent, grâce à la toile métallique, passer dans la poire en caoutchouc et être relancés dans la vessie.

(1) Desnos. *Loc. cit.*, p. 62.

En 1889 (1), M. Bazy fit une modification dans l'aspirateur de M. le professeur Guyon, modification destinée à empêcher tout reflux des fragments dans la vessie. Voici en quoi consiste cette modification : A la courbure du tube qui met en communication la sonde et l'aspirateur, M. Bazy fit joindre un second tube, dit de refoulement, se rendant directement à la poire de l'aspirateur. Ce tube est fermé à son abouchement avec la poire par une grille. Il est muni, à sa jonction avec l'autre tube, d'une soupape s'ouvrant quand le courant va de la poire à la vessie, mais se fermant au retour du liquide. Une deuxième soupape, située à l'entrée du second tube dans le récipient de verre, manœuvre en sens inverse, c'est-à-dire s'ouvre quand le liquide revient de la vessie. Comme dans l'appareil de M. le professeur Guyon, une grille se trouve entre la poire et le récipient de verre. Le liquide chassé dans la vessie par le tube de refoulement, revient dans le récipient par le tube inférieur grâce au jeu de la soupape du tube de refoulement, et laisse déposer les fragments. Le jeu de la soupape du récipient et la grille les maintiennent contenus dans le récipient.

D'autres modifications furent faites encore aux aspirateurs par Horteloup, Bigelow, Thompson et Otis. En 1890, Wickham (2) fit construire un aspirateur analogue à celui de Thompson, mais dans lequel le récipient de verre situé entre la poire et la sonde, était garni d'un système de deux soupapes et d'une grille métallique empêchant le reflux des fragments.

---

(1) *Annales génito-urinaires*, septembre 1889.
(2) *Annales génito-urinaires*, juin 1890.

En juillet 1890 (1), M. Duchastelet décrivit, dans un article de « considérations mécaniques sur l'aspiration », une nouvelle modification de l'appareil de M. le professeur Guyon.

L'aspirateur, tel qu'il était construit, assurait l'absence de reflux de fragments dans la vessie, mais il n'empêchait pas le liquide d'être troublé par des poussières en suspension laissant, après repos, un dépôt pulvérulent. La présence de soupapes dans les appareils de Bazy et Wickham empêchait le fait de se produire, mais il arrivait fréquemment que le fonctionnement de ces soupapes fût gêné par la présence de mucosités qui les engorgeaient. Sous l'inspiration de M. Cailletet, de l'Institut, M. Guyon apporta une modification dans la forme du réceptacle en verre. Ce réceptacle fut réuni à la douille de métal par une portion rétrécie de 3 centimètres de long, sur 2 centimètres de diamètre. Les expériences faites par M. Duchastelet, avec de l'eau colorée avec de l'indigo dans le réceptacle, et de l'eau simple dans la poire et la vessie, démontrèrent qu'on peut répéter coup sur coup la manœuvre de l'aspiration sans que le mélange des liquides fût produit. La partie du liquide contenue dans l'étranglement forme une sorte de bouchon aqueux qui isole complètement celui de la boule de celui du reste de l'appareil, bouchon perméable aux fragments qui passent de la vessie dans le réceptacle, tandis que l'eau de la vessie conserve sa limpidité parfaite.

Pendant toute cette dernière période de l'histoire de la lithotritie, les efforts des chirurgiens se portèrent, nous

(1) *Annales génito-urinaires*, juillet 1890.

venons de le voir, sur le perfectionnement des appareils évacuateurs. Aussi avons-nous peu de modifications à signaler dans la construction des lithotriteurs (1).

Primitivement carrée, la poignée du lithotriteur fut modifiée par Thompson qui préféra la forme cylindrique, permettant de tenir l'instrument d'une façon plus délicate, poignée proportionnée en longueur à la force qu'il est nécessaire de donner. Le volant du lithotriteur fut aussi fréquemment modifié. Bigelow le remplaça par une boule olivaire, crénelée, qui, saisie à pleine main, permet d'exercer une force considérable. M. le professeur Guyon modifia le volant des premiers lithotriteurs, en augmentant la largeur de la circonférence, et en munissant cette dernière de rayures qui permettent de tenir solidement le volant sans exiger l'emploi d'une grande force.

On a complètement abandonné les lithotriteurs à mors en cuiller préconisés anciennement par Heurteloup. On n'emploie aujourd'hui que les mors fenêtrés construits par M. Collin sur les indications de M. Reliquet et les mors plats à branche femelle débordant la branche mâle (modèle de M. le professeur Guyon).

Enfin, une dernière modification fut apportée au mécanisme du lithotriteur par la découverte de Charrière qui inventa l'écrou brisé qui transforme en mouvement de vis le mouvement de glissement des deux branches : ce système fut modifié par M. Weiss qui régla la prise de la vis par un bouton ; mais ce dernier mécanisme fut remplacé en France par une bascule inaugurée par MM. Robert et

______

(1) DELEFOSSE. *Annales génito-urinaires*, novembre 1884.

Collin. Cette bascule peut être mue soit par le pouce de la main qui embrasse la poignée de l'instrument, soit par le pouce de la main qui manœuvre le volant. Ce système de bascule donne beaucoup de facilité à la manœuvre de l'instrument, et permet d'apporter beaucoup plus de rapidité dans la succession des prises dont se compose le broiement.

Tout en faisant l'histoire de la lithotritie, nous avons étudié, avec leurs modifications successives, les instruments qui servent à la lithotritie ; nous allons maintenant, dans un chapitre de technique opératoire, décrire les différentes manœuvres dont se compose l'opération.

CHAPITRE II

Technique opératoire.

Nous n'avons pas l'autorité nécessaire pour établir dans ce chapitre les règles de la technique opératoire de la litho-tritie. Nous ne ferons que réunir les conseils qui nous sont donnés journellement par notre maître M. le professeur Guyon.

La première chose à considérer, c'est la position du malade. Il doit être placé sur le bord du lit, de manière que son côté droit soit facilement accessible à l'opérateur. Les épaules reposent directement sur le lit lui-même; un petit oreiller relève la tête, précaution utile si le malade est sujet à se congestionner facilement. Un coussin dur et plat, d'une épaisseur de 8 à 10 centimètres, est placé sous le bassin, débordant légèrement les fesses du malade. Les genoux sont légèrement élevés, à demi fléchis, écartés l'un de l'autre. Les talons sont rapprochés et sur la ligne médiane. L'opérateur se place à la droite du malade, cette situation étant favorable au maniement facile des instruments.

Le malade est endormi dans les conditions que nous étudierons dans un chapitre suivant, puis il est soigneusement lavé, d'abord au savon, puis avec une solution de sublimé. Le champ opératoire étant ensuite garni de compresses aseptiques, on procède à l'antisepsie du méat et de l'urèthre antérieur. Puis on introduit une sonde béquille numéro 22 ou 24 : ce diamètre est nécessaire pour obtenir une évacuation rapide du liquide injecté dans la vessie, et pour que le lavage qui va suivre donne tout l'effet qu'on attend de lui.

On lave donc la vessie avec de l'eau boriquée. Il faut que ce lavage soit très abondant et très soigneusement effectué pour que l'opération se fasse dans un milieu le plus aseptique possible. Aussi le liquide sera injecté avec force et la seringue vivement retirée, afin que le remous produit par le liquide dans le bas-fond vésical soit suffisant pour entraîner tous les dépôts purulents qui s'y trouvent. Il est bien entendu, que ce lavage sera d'autant plus abondant que l'on aura affaire à une vessie plus infectée.

Cela fait, avant de retirer la sonde, on remplira la vessie d'eau boriquée. En effet, pour opérer convenablement le broiement, et pour éviter que la paroi vésicale ne se laisse saisir par les mors du lithotriteur, il est utile que la vessie soit garnie de liquide. Mais la tension ne doit pas être trop considérable, car il faut éviter de réveiller la contractilité vésicale déjà si difficile à annihiler par le chloroforme, comme nous le verrons plus loin à propos des difficultés apportées au broiement par les contractions de la vessie.

La quantité de liquide à introduire dans la vessie varie évidemment suivant sa capacité physiologique ou pathologique. Mais, sans nous étendre sur ce sujet qui sera repris plus loin, il nous est possible de fixer comme terme moyen de 150 à 250 grammes d'eau boriquée. Du reste, dans les observations des lithotrities pratiquées dans des vessies normales, nous voyons cette quantité employée ordinairement par nos maîtres.

Une fois la vessie garnie, la sonde est retirée en laissant échapper quelques gouttes de liquide pendant le trajet intra-uréthral afin de laver autant que possible toute cette région.

L'opérateur s'arme alors du lithotriteur. L'instrument préalablement enduit d'huile aseptique, et convenablement graissé, tant à l'extérieur que dans la rainure de glissement de la branche mâle, est alors introduit fermé dans l'urèthre.

Le canal, préparé auparavant par la dilatation et la sonde à demeure, laisse passer facilement l'instrument, qui, grâce à son propre poids, franchit facilement l'urèthre antérieur.

Pour cela, l'opérateur tient horizontalement le lithotriteur de la main droite ; de la main gauche, il tient la verge parallèlement au pli de l'aine ; il introduit les mors, en attirant doucement sur eux le pénis, et pénètre ainsi lentement dans l'urèthre jusqu'à une profondeur de dix centimètres environ. Puis il rapproche la tige de l'instrument du plan médian du corps en le tenant couché sur le ventre. Il le relève alors dans la position verticale et ce mouvement porte le bec de l'instrument à l'entrée de la région membraneuse.

Arrivé à l'entrée de la région membraneuse, le lithotriteur subit un temps d'arrêt dans son évolution. L'opérateur tend alors fortement la verge, abandonnant l'instrument à lui-même, et il est prévenu, par la rotation du manche du lithotriteur, de l'entrée de celui-ci dans la portion membraneuse. Si ce mouvement de rotation ne se fait pas, ou s'il est trop considérable, il faut replacer l'instrument dans la position précédente, c'est-à-dire couché sur le ventre et dans le plan médian, le relever et attendre qu'il franchisse de lui-même l'obstacle, sans employer de force pour arriver à ce résultat, car on risquerait ainsi de faire une fausse route.

L'opérateur abaisse alors le manche de l'instrument ; le bec parcourt la région membraneuse et arrive dans la région prostatique. Il est fréquent de le voir arrêté dans sa progression : c'est qu'il rencontre ici un nouvel obstacle formé par la prostate hypertrophiée, surtout quand cette hypertrophie porte dans son lobe moyen. L'opérateur, maintenant de la main droite le manche de l'instrument, sans exercer sur lui aucune action, place alors la main gauche au-devant du pubis et par une pression exercée progressivement sur les parties molles de cette région, abaisse en masse les parties molles prépubiennes, la verge et le lithotriteur. Par ce procédé, le bec du lithotriteur, s'engage de lui-même dans le trajet prostatique, et, tandis que la main gauche maintient les parties molles prépubiennes dans la position qu'elle vient de leur donner, il suffit de quelques petits mouvements de rotation exercés par la main droite sur le manche du lithotriteur, pour voir l'instrument s'enfoncer graduellement dans l'urèthre postérieur, et franchir le col de la vessie.

L'opérateur se sèche ensuite les mains avec une serviette préalablement stérilisée ; cette petite précaution rendant plus facile la manœuvre du lithotriteur.

Il faut à présent procéder à la recherche du calcul. Tenant délicatement l'armature cylindrique entre les doigts de la main gauche, on enfonce l'instrument jusqu'au fond de la vessie, les mors dirigés en haut. Puis, avec l'index de la main droite, on fait jouer la bascule qui tenait l'instrument fermé, et on écarte la branche mâle de la branche femelle, en tenant entre les doigts de la main droite la roue qui manœuvre la branche mâle. On ramène celle-ci au voisinage du col, on fait tourner l'instrument sur son axe de manière à diriger les mors vers la droite, et on les rapproche l'un de l'autre en repoussant la branche mâle. Deux choses se présentent : les mors se referment en rendant un son métallique, et c'est qu'alors le lithotriteur n'a rien saisi dans sa prise, et il faut recommencer la même manœuvre. Les mors ne se referment pas complétement, alors la main droite de l'opérateur écarte et ramène successivement les mors du lithotriteur afin de bien se rendre compte de ce qu'ils tiennent. Si c'est le calcul, l'opérateur a alors la sensation d'un corps résistant, plus ou moins dur suivant sa nature, interposé entre les mors. Si c'est la paroi vésicale, la sensation n'est pas la même : il semble que l'on pince un morceau de caoutchouc, une sonde molle par exemple; il faut alors de nouveau écarter les deux branches et recommencer la manœuvre. Mais cette sensation a besoin d'être contrôlée. Pour cela, avec le pouce de la main droite, on fait jouer la bascule qui transforme en mouvement de vis le mouvement de glissement des branches. Puis avec la main gauche, on exerce deux ou trois petits mouvements de latéralité; si la paroi vésicale est prise entre les mors,

elle peut s'échapper et les mors se rapprochent d'eux-
mêmes, ou si elle reste tenue entre les mors, ceux-ci ne
jouissent dans la vessie d'aucune espèce de mobilité. Si
c'est le calcul seul qui est saisi, l'instrument se meut
librement avec lui, les mors restant solidement appuyés
sur lui.

Le lithotriteur a donc bien saisi la pierre. L'opérateur
fixant l'instrument de la main gauche tourne alors la roue
de la main droite : les mors se rejoignent, la pierre éclate
en plusieurs fragments.

Nous venons de décrire avec tous les détails importants
qu'elle comporte, la manœuvre du broiement. Cette
manœuvre se répète pour chaque fragment dans les mêmes
conditions, les prises devenant de moins en moins considérables au fur et à mesure que le broiement s'effectue.

A chaque prise, l'opérateur doit replacer le lithotriteur
dans la position qu'il occupait quand il a pris le calcul.
En effet, il sera surpris de voir tous les fragments venir
se collecter dans l'aire opératoire où siégeait le calcul au
début du broiement. Il pourra ainsi effectuer toutes ses
prises et réduire le calcul en poussière, sans avoir
modifié d'une ligne la position première de l'instrument.
C'est un fait sur lequel notre maître, M. le professeur
Guyon, a maintes fois insisté devant nous ; nous y reviendrons souvent dans le cours de cette étude, et spécialement
lorsque nous étudierons, dans un chapitre suivant, toutes
les conditions qui peuvent modifier la situation et la
dimension de ce champ opératoire.

Un autre fait demande encore quelques explications.
Il se produit souvent qu'au bout d'un certain nombre de

prises, l'opérateur éprouve à chaque mouvement de glissement, la sensation que nous avons décrite à propos du pincement de la paroi vésicale : c'est que les mors de l'instrument sont engorgés par la poussière qui résulte du broiement de la pierre, et que les dents de la branche mâle ne peuvent s'engrener dans celles de la branche femelle. Il suffit alors de frapper quelques légers coups de marteau sur l'extrémité du manche de l'instrument, la bascule étant levée. La boue calculeuse qui engorge les mors s'en détache et l'opérateur peut reprendre son broiement.

Au bout d'un temps variable suivant le volume et la dureté de la pierre, l'opérateur ne saisit plus que la poussière. Mais avant de croire le broiement complètement effectué, il doit s'assurer qu'il ne reste plus aucun fragment.

Quittant alors le champ opératoire dans lequel il a jusqu'ici manœuvré, il explore les autres portions de la vessie. Tournant à droite les mors du lithotriteur, il explore la paroi latérale droite de la vessie, en faisant glisser les manches de l'instrument comme il l'a fait pour rechercher le calcul au début du broiement. Il effectue la même manœuvre sur la paroi latérale gauche. Puis il retourne les mors de l'instrument, et explore le bas-fond de la vessie, broyant, chemin faisant, tous les fragments qu'il prend entre les mors de l'instrument. Une autre exploration reste à faire alors, celle du col. Amenant la branche mâle contre le col de la vessie, et la maintenant dans cette disposition, il racle avec la branche femelle les parois latérales antérieure et inférieure dans la portion qui avoisine . région.

Une dernière manœuvre peut encore être faite : abandonnant l'instrument de la main gauche, après avoir écarté les mors, l'opérateur exécute avec le talon de cette main une série de secousses brèves portant sur le bassin du malade. Cette série de secousses amène un violent remous dans le liquide contenu dans la vessie, et peut ramener entre les mors du lithotriteur quelque fragment qui aurait échappé à l'exploration la plus minutieuse.

Ceci fait, si l'opérateur ne sent aucun fragment, le broiement peut être considéré comme effectué en totalité. Il faut alors refermer l'instrument, le refermer complètement, afin d'éviter toute blessure du canal pendant sa traversée. Puis on retire le lithotriteur. On introduit dans la vessie une sonde métallique évacuatrice numéro 25 ou 26, on retire le mandrin qu'elle renferme, et on évacue le liquide contenu dans la vessie. Ce liquide est généralement un peu sanglant, car, les manœuvres du lithotriteur ont fortement irrité la muqueuse vésicale.

A la faveur de la simple évacuation, une grande quantité de fragments sont déjà sortis de la vessie.

L'opérateur lave alors la vessie à l'eau boriquée, comme il l'a fait au début de l'opération. Ce lavage a pour effet de faire cesser la petite hémorrhagie qui s'est produite pendant le broiement, et d'évacuer le plus complètement possible les fragments de la pierre.

Il arrive parfois que pendant le lavage, la sonde ne fonctionne plus ; c'est qu'alors la paroi vésicale est venue s'accoler à l'œil de la sonde. Il suffit de pousser un peu de liquide dans la vessie pour la mettre légèrement en tension et de changer la position du bec pour voir reprendre l'écoulement.

Lorsque le liquide coule clair et qu'il ne vient plus de fragments, l'opérateur injecte alors une quantité de liquide égale à celle dont il avait garni la vessie pour le broiement. Il remplace l'eau boriquée par une solution de nitrate d'argent à 1/1000, solution plus fortement antiseptique que l'eau boriquée. Si l'on n'emploie pas cette solution pour le broiement, c'est que le lithotriteur étant un instrument qui demande beaucoup de force, est fait en acier nickelé, et que la solution de nitrate le détériorerait rapidement. On n'a pas la même crainte avec la sonde métallique qui est argentée. Cette petite remarque a son importance pratique, à défaut d'utilité chirurgicale.

La vessie étant garnie, on procède à l'aspiration.

L'aspiration se fait au moyen de l'appareil de M. le professeur Guyon, appareil dont nous avons donné plus haut la description, et expliqué le fonctionnement. L'appareil, garni de solution de nitrate à 1/1000, est maintenu en position par un aide placé à la gauche du malade. L'aide place la main gauche sous la boule de verre qui se trouve à la partie inférieure de l'aspirateur, et, de la main droite, il le maintient par l'orifice supérieur de la poire en caoutchouc.

L'opérateur adapte alors lui-même la sonde métallique à l'embouchure spéciale de l'aspirateur et exerce de la main droite des pressions successives sur la poire en caoutchouc. Par une pression brusque, il refoule le liquide dans la vessie. Celle-ci se contracte sous l'influence de cette exagération brusque de tension, et refoule à son tour le liquide dans la poire. Il est nécessaire pour cette manœuvre que le malade soit bien endormi, car si l'on sollicitait des contractions trop fortes de la vessie, le liquide s'échapperait entre la sonde et la paroi uréthrale, la vessie se viderait et l'aspiration serait impossible. L'opérateur voit à chaque pression exercée sur la poire, le liquide revenir dans la boule de verre chargé de débris de calcul. Ces fragments plus ou moins menus, viennent se loger dans la partie inférieure de la boule où ils sont retenus, grâce à l'ingénieux perfectionnement apporté à son appareil, par notre maître M. le professeur Guyon. La boule de verre est réunie à la poire en caoutchouc par une portion étranglée. Grâce à cette disposition le remous ne se fait pas sentir dans la partie inférieure de la boule et les fragments viennent s'y amonceler, sans qu'en aucun moment, il se produise de va et vient dans cette partie de l'aspirateur. Pendant l'aspiration, l'opérateur a soin de maintenir le bec de la sonde dans le champ opératoire où il a manœuvré pendant le broiement. C'est ainsi qu'il obtient le plus beau résultat. Il faut répéter les pressions sur la poire en caoutchouc tant qu'il revient des fragments dans l'ampoule de verre.

Quand il n'en vient plus, il faut alors diriger le bec de la sonde dans toutes les parties de la cavité vésicale, en suivant pour cela la même conduite que nous avons exposée plus haut à la fin du broiement, c'est-à-dire en suivant régulièrement les parois latérales, le bas-fond et le contour du col.

Il arrive parfois qu'au cours de l'aspiration la poire en caoutchouc ne revienne pas sur elle-même après une pression. Il ne faut pas s'étonner de ce fait ; c'est que la paroi vésicale est venue, comme dans le simple lavage, s'accoler à l'œil de la sonde. Il suffit alors de faire tourner le bec de la sonde pour voir le liquide refouler de la vessie dans la poire.

L'aspiration est terminée, il ne tombe plus dans l'ampoule aucun fragment. L'opérateur dégage le bout supérieur de la sonde de l'embouchure de l'aspirateur, et procède ensuite à un nouveau lavage abondant à l'eau boriquée comme celui qui avait été fait après le broiement.

Puis, l'opérateur regarnit la vessie d'une quantité d'eau boriquée semblable à celle du début, et il retire la sonde métallique. Pour cela, il enfonce le mandrin à l'intérieur de la sonde, en ayant soin de le pousser à fond en faisant mouvoir le bec de la sonde dans la vessie afin d'éviter que la paroi vésicale ne soit pincée dans l'œil de la sonde. L'opérateur s'assure une dernière fois de l'entière mobilité de la sonde et la retire.

Il la remplace par un lithotriteur à mors plats, afin de faire, séance tenante, une vérification, ainsi que le conseille notre maître M. le professeur Guyon.

Cette vérification se fait par les mêmes manœuvres que nous avons décrites pour le broiement. L'opérateur constate ainsi l'absence de tout fragment, s'il a eu la précaution de pousser assez loin son broiement, et de prolonger d'une façon suffisante l'aspiration et les lavages. Si avec le lithotriteur, il constate la présence de débris calculeux, il les broie, et répète l'évacuation, le lavage et l'aspiration, faisant pour ainsi dire une seconde opération. Enfin il termine la lithotritie en évacuant la vessie avec une sonde en gomme qu'il fixe à demeure après avoir procédé à un nouveau lavage de la vessie.

CHAPITRE III

Traitement préparatoire.

Nous avons décrit dans le chapitre précédent, l'ensemble des manœuvres que comporte la lithotritie, telles qu'elles sont pratiquées dans les cas normaux. Mais le chirurgien ne se trouve pas toujours dans d'aussi bonnes conditions opératoires, et il est nécessaire d'avoir présents à l'esprit, les divers moyens qui permettent de remédier aux différents états pathologiques qui peuvent faire varier ces conditions opératoires. C'est donc, si l'on veut, l'étude du traitement préopératoire du lithotritié que nous allons faire dans ce chapitre de notre travail.

La lithotritie peut être impraticable soit à cause des obstacles siégeant dans l'urèthre et empêchant le passage des instruments, soit à cause de l'état pathologique de la vessie elle-même. Est-ce à dire que le chirurgien doive renoncer à la pratiquer et avoir recours à une autre opération pour débarrasser le malade de son calcul? Non, car il lui est possible de rétablir le canal et la vessie dans un état suffisant pour que la lithotritie puisse avoir lieu.

Uréthre.

La lithotritie nécessite le passage dans le canal de l'urèthre d'un certain nombre d'instruments de gros calibre.

Ces instruments doivent franchir facilement toute l'étendue du canal de manière à ne pas produire de rupture des parois. De plus, une fois introduits dans la vessie, ils doivent jouir d'une grande mobilité qui permette au chirurgien de recueillir toutes les sensations produites au cours de l'opération, sans que ces sensations soient altérées dans leur netteté, comme cela se produirait forcément si l'instrument était serré dans son trajet intra-uréthral. Plusieurs conditions sont donc requises. Le canal doit posséder un calibre suffisant et une grande souplesse. Le canal présente normalement ces deux propriétés, mais le plus souvent, il existe dans l'histoire du malade des affections qui ont eu pour résultat de les amoindrir.

Calibre. Rétrécissement. — Nous n'insisterons pas longuement sur la préparation à faire subir au canal pour lui donner un calibre suffisant. C'est le traitement des rétrécissements de l'urèthre, de quelque nature qu'ils soient. Pour que son calibre soit suffisant, le canal doit laisser passer facilement la sonde n° 25 ou 26 de la filière Charrière. C'est par la dilatation progressive au moyen de bougies en gomme ou des Béniqué métalliques que l'on arrivera à rendre franchissables les rétrécissements légers et peu serrés.

Mais si l'on éprouve de la résistance, si le canal ne cède pas facilement à la dilatation, il faudra avoir recours à l'incision du rétrécissement.

L'incision simple avec l'uréthrotome de Maisonneuve ne suffit pas pour ces cas. En effet, on sait que les rétrécissements de l'urèthre siègent rarement sur leur paroi supérieure, au moins dans leur partie la moins extensible. C'est

tantôt sur leur paroi inférieure, tantôt sur les parois latérales que se trouvent les points les plus fibreux du rétrécissement. Il est donc nécessaire pour obtenir un calibre
suffisant, de pratiquer des incisions multiples au niveau
des points rétrécis. Pour cela, plusieurs instruments sont
à notre disposition : l'uréthrotome de Civiale, celui de
M. le professeur agrégé Albarran, les Béniqué tranchants
de M. le professeur Guyon.

Il arrive fréquemment, qu'un rétrécissement dilaté
jusqu'aux numéros 35, 40 Béniqué, ne se laisse pas franchir par un numéro supérieur. Il serait dangereux de pratiquer la lithotritie dans ces conditions, car on s'exposerait
à une tentative négative, ou à produire des ruptures du
canal sur un point quelconque de son trajet. Il faut alors
pratiquer l'uréthrotomie sur dilatation avec l'instrument
d'Otis.

Lorsque l'on a affaire à un rétrécissement siégeant au
niveau du méat, qu'il soit d'origine congénitale ou consécutif
à un chancre de cette région, il faudra avoir recours à la
méatotomie pratiquée soit au bistouri, soit avec le méatotome.

Toutes ces incisions devront être suivies de la dilatation,
jusqu'aux numéros 26 ou 28 de la filière Charrière.

A quel moment faut-il pratiquer ces opérations? Lorsqu'il ne s'agit que d'augmenter temporairement et d'une
façon peu considérable le calibre de l'urèthre, on peut se
contenter de passer simplement avant de commencer la
lithotritie jusqu'au numéro 26 de la filière Charrière
(obs. n° 11). De même, lorsqu'il ne s'agit que d'une
légère incision du méat, il est possible de la pratiquer au
début de l'opération, cette incision ne donnant lieu qu'à

une hémorrhagie insignifiante (obs. n° 11). Mais, contrairement à ce que fait Thompson (1), il est préférable de pratiquer l'uréthrotomie interne quelques jours avant la lithotritie, de manière à pousser la dilatation aussi loin que possible, comme nous le voyons pratiqué dans les observations n°* 5, 7, 9, 18 et 23, par M. le professeur Guyon et par M. le professeur agrégé Albarran ; on évite ainsi les déchirures qui ne manqueraient pas de se produire si l'on faisait suivre l'incision uréthrale de passage d'instruments assez volumineux.

Souplesse. — Le calibre de l'urèthre une fois rétabli par les moyens que nous venons d'indiquer, il faut encore rendre à ses parois leur souplesse normale. Un canal dur, inextensible, est en effet un obstacle considérable au passage et à la manœuvre des instruments, quand bien même son calibre serait assez considérable pour leur permettre l'accès de la vessie. C'est à la sonde à demeure que nous aurons recours pour arriver à ce résultat.

Nous lisons ce qui suit dans le travail de MM. Guyon et Michon (2) :

« Les effets de la sonde à demeure sont à la fois très marqués et très éphémères chez les rétrécis. Un rétrécissement même fort ancien et dur, réfractaire à la dilatation progressive, est toujours ramolli et rendu perméable par le séjour d'un instrument dans le canal. Bien souvent il nous arrive de pouvoir ainsi pratiquer la lithotritie à des malades chez lesquels on ne peut habituellement passer

(1) Thompson. *Leçons cliniques*. Traduction Jamin, p. 369.
(2) Guyon et Michon. *Contribution à l'étude de la sonde à demeure*, 1895. p. 25.

que des instruments de petit calibre. Ils entraient avec peine et à frottement ; après vingt-quatre ou quarante-huit heures et quelquefois davantage de sonde à demeure, les instruments lithotriteurs passent sans difficulté. »

C'est un fait qu'il est facile de constater dans plusieurs de nos observations. Du reste, c'est une règle de notre maître, M. le professeur Guyon : chaque fois que l'on doit lithotritier un malade dont le canal est peu rétréci, ou dur, inextensible, il faut mettre pendant vingt-quatre ou quarante-huit heures une sonde à demeure qui permet ainsi le passage facile d'instruments volumineux.

Nous ne nous étendrons pas longuement sur le mode d'action de la sonde à demeure dans ces cas. Elle agit en amenant une desquamation rapide de l'épithélium (1) et en provoquant l'inflammation des tissus plus ou moins sclérosés qui se trouvent en dessous de cet épithélium. Cette inflammation amène la formation de tissu embryonnaire facilement dilatable. C'est, du reste, l'avis de MM. Guyon et Michon (2) : « Ce n'est pas une inflammation superficielle, c'est un travail inflammatoire interstitiel », qui amène la formation de tissu embryonnaire, souple et facilement extensible.

Prostate.

La prostate, lorsqu'elle est hypertrophiée peut, elle aussi, amener de grandes difficultés aux manœuvres de la lithotritie. Nous verrons, au chapitre suivant, qu'elle vient en

(1) ALBARRAN, Leçon clinique de juin 1895.
(2) Loc. cit., p. 11.

aide au broiement par la formation d'un bas-fond qui sert de champ opératoire pour les manœuvres intra-vésicales. Nous verrons également l'obstacle qu'elle peut apporter à l'évacuation, aux lavages, à l'aspiration : nous ne parlerons ici que de la difficulté qu'elle apporte au passage des instruments.

Cette hypertrophie peut ne pas être très considérable et ne pas dévier sensiblement l'urèthre. Dans ce cas il faut avoir simplement la précaution de prendre un lithotriteur à courbure assez forte, et de pratiquer la manœuvre prépubienne pour que la traversée prostatique se fasse facilement. Nous avons décrit cette manœuvre au chapitre de la technique opératoire.

Mais il n'en est pas toujours de même. Il arrive au contraire fréquemment que l'urèthre dans son trajet prostatique, soit plus ou moins dévié, plus ou moins aplati par l'hypertrophie de l'un des lobes latéraux. Le lobe moyen lui-même, lorsqu'il est seul hypertrophié, aplatit l'urèthre dans le sens vertical, ne laissant qu'un passage difficile à franchir entre la paroi supérieure et la paroi inférieure. Dans ce cas, le bas-fond est considérable, le malade est rétentionniste, et cette rétention incomplète, par la congestion prostatique dont elle est la cause, augmente encore les difficultés du cathétérisme.

Nous avons heureusement un moyen de rétablir les choses dans un ordre sinon normal, du moins suffisant pour le passage des instruments volumineux : ce moyen, c'est la sonde à demeure.

« La sonde à demeure (1) agit alors comme tout moyen

(1) GUYON et MICHON. *Loc. cit.*, p. 21.

qui assure l'évacuation régulière facile et complète de la vessie : elle détermine la diminution de la prostate. Elle ne la détermine que parce qu'elle fait comme eux diminuer sa congestion : elle lui permet, par cela même, de reprendre un moindre volume. »

C'est donc en diminuant la congestion de la protaste et par conséquent son volume, et en rectifiant le trajet uréthral, que la sonde à demeure facilite, chez les prostatiques, le passage des instruments volumineux nécessaires à la lithotritie.

Vessie.

Nous verrons dans le chapitre suivant les modifications opératoires que peuvent amener les différentes dispositions anatomiques de la vessie; nous n'étudierons ici que les difficultés apportées par l'état pathologique de la vessie, c'est-à-dire par la cystite.

La cystite est très fréquente chez les calculeux : elle peut être le résultat de la présence de calculs, en particulier chez les malades porteurs de calculs uriques. Chez eux, c'est l'irritation continue produite par la pierre sur la paroi vésicale, qui la met dans un état de réceptivité considérable caractérisée par l'apparition des symptômes fréquence, douleur et purulence des mictions.

Elle peut être, d'autre part, la cause même de la production de calculs, comme cela est si fréquent chez les individus atteints de cystite chronique et en particulier chez les prostatiques atteints de rétention incomplète.

Pour que la lithotritie soit facile, il est nécessaire que

la sensibilité au contact et à la distension soit peu considérable, afin de permettre les manœuvres intra-vésicales. Aussi la cystite, augmentant parfois d'une façon considérable cette sensibilité, elle est fréquemment un obstacle à la lithotritie.

C'est un fait qu'il est facile de constater dans la lecture de nos observations. L'observation n° 1 est celle d'un homme atteint de calcul urique, dont la sensibilité à la distension était, à son entrée à l'hôpital, de 25 grammes. Dans l'observation n° 9, nous sommes en présence d'une vessie sensible à 60 grammes. Dans l'observation n° 15 la vessie était sensible à 40 grammes ; à 50 grammes dans l'observation n° 16 ; à 40 grammes dans l'observation n° 19, à 50 grammes dans l'observation n° 24.

Il est donc assez fréquent de rencontrer chez les calculeux une cystite d'une grande intensité ; mais il est plus fréquent encore de trouver des vessies contenant 100, 120, 150 grammes de liquide, mais ne pouvant admettre une distension plus considérable.

Dans les cas de cystite intense, beaucoup de chirurgiens ont pour règle de recourir à la taille hypogastrique. Leur conduite est très justifiée. On sait, en effet, quels sont les beaux résultats obtenus par la taille, suivie du drainage de l vessie, dans les cas de cystite très douloureuse. La taille a une pour avantage de débarrasser le malade de son calcul, et d'améliorer sa cystite par le drainage vésical.

Mais, est-ce à dire que l'on soit obligé de se conformer à cette conduite, et de tailler les calculeux atteints de cystite intense ? Ce n'est pas l'avis de notre maître M. le professeur Guyon, et les observations n° 1, n° 9, n° 15, n° 16, n° 17, n° 24, viennent confirmer son opinion. Dans toutes ces observations, la lithotritie a été pratiquée après avoir fait subir au malade un traitement préparatoire.

Ce traitement est fort simple : il consiste simplement en instillations de nitrate d'argent, répétées tous les 2 jours, avec une solution de 1/100 ou à 2/100 dans les cas de cystite ancienne. Grâce à ces instillations, la sensibilité vésicale devient de moins en moins considérable, et la vessie admet bientôt une quantité de liquide suffisante pour que la lithotritie soit faite dans de bonnes conditions.

Faut-il attendre, pour la pratiquer, que la sensibilité soit tout à fait normale ? Il serait abusif de chercher à obtenir ce résultat. En effet, la cystite est le plus souvent produite par le calcul lui-même, et malgré tous les traitements imaginables, elle persiste tant que le calcul reste dans la vessie. Nous en avons un exemple frappant dans l'observation n° 13. Ici, il s'agit d'une femme présentant depuis longtemps des phénomènes de cystite très douloureuse, et ayant eu probablement une origine gonococcique. Cette femme a été soignée dans le service de M. le professeur Guyon, pendant les mois d'avril et de mai, par des instillations de nitrate d'argent, puis par des instillations de gaïacol iodoformé et de sublimé à 1/5000 : on croyait à l'existence d'une cystite bacillaire, malgré l'examen négatif des urines. Par hasard, on découvre la présence d'un calcul phosphatique qui fut lithotritié le 6 juin par M. le professeur agrégé Albarran. Huit jours après l'opération, la malade sortait de l'hôpital. Cette cystite, qui s'était améliorée par les traitements aux instillations, mais qui avait toujours persisté, disparut complètement en quelques jours à la suite de l'ablation du calcul.

il ne faut donc pas chercher à guérir complètement la cystite avant de pratiquer la lithotritie. Il suffit d'amener la vessie à pouvoir supporter une quantité variant de 150 à 250 grammes de liquide, et on arrivera à ce résultat dans un temps généralement court, par le traitement que nous avons indiqué. Il suffira alors le plus souvent, de l'ablation du calcul, pour faire disparaître toute sensibilité au contact et à la distension. Cependant ces phénomènes de cystite peuvent persister après l'opération : nous traiterons ce point, en étudiant les suites opératoires de la lithotritie.

Urines.

Au symptôme d'exagération de la sensibilité vésicale, peuvent encore se joindre, dans les cas de cystite, des modifications dans l'état des urines émises. La purulence ne doit pas nous arrêter, elle fait partie des signes capitaux de l'inflammation vésicale et disparaît, comme celle-ci, par un traitement approprié, et la suppression du calcul.

Si nous prenons l'observation n° 8, nous y voyons que M. le professeur Guyon n'a pas hésité à pratiquer la lithotritie chez une malade dont les urines contenaient 1 gr. 75 à 1 gr. 80 d'albumine par litre. Ce fait ne concorde pas avec les notions ordinairement reçues, la présence d'albumine décelant une altération rénale qui est un obstacle à toute intervention chirurgicale sur l'appareil urinaire.

C'est qu'il s'agit ici d'une albuminurie, non d'origine

rénale, mais d'origine vésicale. En effet (1), les urines des calculeux contiennent du pus et du sang, qui, même invisibles, en quantité insignifiante donnent une dose énorme d'albumine, à l'examen chimique des urines. Ce fait peut rentrer dans le cadre des albuminuries cycliques, cette albuminurie se présentant surtout quand le malade se promène. En effet, M. le professeur Guyon écrit dans ses *Leçons cliniques* (2) :

« Bien des fois, chez les calculeux dont la vessie suppure, j'ai été frappé de l'élévation rapide et importante du taux de l'albumine après la fatigue et le mouvement. Alors même qu'à l'œil nu, le liquide rendu ne paraisse pas coloré, il était notablement plus albumineux. D'autre part, j'ai si souvent constaté que la lithotritie guérit complètement ce genre d'albuminurie, que dans ces circonstances je ne me laisse plus arrêter par la constatation de doses, même élevées, d'albumine. Je sais qu'elle n'est que vésicale.

Quant à la présence du sucre dans les urines, elle est un obstacle à la lithotritie comme à toutes les opérations chirurgicales. Il faut attendre qu'un traitement approprié l'ait fait disparaître.

État général.

L'état général du malade doit être pris en considération lorsque l'on veut pratiquer la lithotritie. Cependant, tandis que la taille demande une chloroformisation souvent plus prolongée que la lithotritie, et exige, en tous cas, un

(1) *Leçon* de M. le Professeur Guyon du 6 mai 1896.
2) *Leçons cliniques sur les maladies des voies urinaires*, t. I, p. 521.

séjour au lit beaucoup plus long, la lithotritie est une opération qui peut souvent être pratiquée presque sans chloroforme, comme nous le verrons dans le chapitre suivant, et de plus ses suites sont brèves, le malade ne devant garder le lit que pendant quarante-huit heures. On peut donc opérer les malades dans de moins bonnes conditions d'état général, lorsqu'il n'est pas possible d'attendre la guérison complète. C'est ainsi que nous voyons dans l'observation n° 11, que M. le professeur Guyon pratiqua la lithotritie chez un malade atteint de lésion cardiaque avancée et d'artério-sclérose généralisée.

Il en est de même chez la plupart des prostatiques atteints de calculs vésicaux. Ce sont en général des gens âgés, affaiblis et dont l'appareil pulmonaire est disposé à se congestionner facilement par le séjour au lit. Dans ces cas, il faut chercher à relever cet état général et profiter de la moindre amélioration pour les opérer. C'est ici surtout que triomphe la lithotritie : ces malades sont rapidement débarrassés de leur calcul, qui est souvent chez eux la cause de douleurs intolérables ; de plus, la courte durée de leur séjour au lit, après l'opération, permet d'éviter facilement toute congestion pulmonaire qui viendrait presqu'à coup sûr, interrompre la guérison d'une opération dont les suites auraient une plus longue durée.

CHAPITRE IV

Modifications opératoires.

Avant de commencer l'étude des différentes modifications qui se produisent dans la technique opératoire de la lithotritie, il est nécessaire de dire quelques mots de l'anesthésie pendant la lithotritie.

Anesthésie. — L'anesthésie n'est pas indispensable pour pratiquer la lithotritie. Lorsqu'il s'agit de petits calculs d'un broiement facile, dans des vessies peu sensibles, on peut se dispenser d'endormir le malade (obs. n° 2, n° 14). Mais dans la majorité des cas, la chloroformisation est nécessaire pour éviter les contractions vésicales qui gênent l'opérateur. Ces contractions varient en fréquence et en étendue suivant la sensibilité vésicale : aussi voyons-nous dans les observations n° 3, 4, 6, 9, 11, notre maître M. le professeur Guyon pousser très peu la chloroformisation. En effet, dans de bonnes vessies, dont la sensibilité au contact et à la distension n'est pas augmentée par la présence d'une cystite, il est souvent suffisant d'administrer le chloroforme « à la reine » qui diminue la sensibilité générale du malade, sans le faire passer à la période de résolution complète.

Si la vessie est quelque peu sensible, si le canal est dif-

ficile au passage des instruments, si, en un mot, le chirurgien ne se trouve pas dans d'excellentes conditions au point
de vue opératoire, il est alors nécessaire de pousser la chloroformisation jusqu'à la période de résolution complète.
Mais la résolution complète n'est pas indispensable à tous
les moments de l'opération ; il y a même des manœuvres
opératoires qui gagnent à être faites quand le malade n'est
pas complètement endormi. Ce sont des faits que notre
maître M. le professeur Guyon nous a fait maintes fois
observer dans le cours des lithotrities pratiquées devant les
élèves, le samedi, à la salle de la Terrasse.

La connaissance de ces faits est basée sur l'étude de la
sensibilité vésicale. La sensibilité vésicale, en effet, se compose de deux éléments : sensibilité au contact, sensibilité à
la distension : la sensibilité au contact est facilement dimi-
nuée, même abolie par le chloroforme. C'est ce que nous
avons pu constater aux cours des lithotrities, observations
n⁰ˢ 3, 4, 6, 9, 11. Il a suffi de quelques gouttes de chloroforme « à la reine » pour abolir cette sensibilité, et permettre un broiement facile de calculs même assez volumineux. Il n'en est pas de même de la sensibilité à la distension.
Celle-ci résiste très longtemps à l'action du chloroforme, et
il n'est pas rare de voir des malades ne possédant plus aucun
réflexe oculaire, laissant sans aucune réaction, broyer un
calcul dans leur vessie, pincer même leur paroi vésicale entre
les mors du lithotriteur, présenter au contraire à la simple
mise en tension pour l'aspiration, des contractions généri-
ques et répétées qui chassent bientôt tout le liquide injecté
entre les parois du canal et la sonde métallique.

Nous allons du reste, pour obtenir plus de clarté et

éviter des répétitions, revenir sur ces faits au fur et à mesure que nous étudierons les modifications des différents temps opératoires de la lithotritie.

L'anesthésie supprime donc la douleur et la contraction vésicale, mais en outre, elle met le malade à l'abri des accidents fébriles qui pourraient survenir à la suite de la lithotritie. C'est à l'anesthésie en effet que l'on doit (1) de pouvoir pratiquer en une seule séance le broiement et l'évacuation complète des fragments, c'est-à-dire la lithotritie en une seule séance, telle que nous l'avons décrite, opération qui met le malade à l'abri des poussées de cystite grave qui survenaient jadis après les séances répétées de broiement. De plus, l'anesthésie, par la résolution du muscle vésical, facilite les manœuvres opératoires, empêche la congestion consécutive de la muqueuse, diminue son irritation, et la met ainsi plus facilement à l'abri des complications d'origine inflammatoire.

Enfin il est un procédé employé par notre maître M. le professeur Guyon, lorsque la vessie est excessivement sensible. Dans ce cas, il adjoint à l'action du chloroforme celle de la morphine. Une injection hypodermique de chlorhydrate de morphine faite quelques instants avant l'opération, facilite beaucoup l'action du chloroforme et permet, avec de faibles inhalations, d'arriver rapidement à l'abolition complète de toute sensibilité vésicale.

Étudions maintenant les divers temps de lithotritie avec les modifications qu'ils peuvent présenter.

(1) THOMPSON. *Leçons cliniques*, traduction JAMES, p 295. — GUYON. De l'anesthésie dans la lithotritie. *Annales génito-urinaires*, 1891.

Préparation du malade. — Nous avons décrit précédemment quelles étaient les précautions antiseptiques qu'il était nécessaire d'employer. Inutile de dire que les instruments doivent être soigneusement désinfectés. L'antisepsie de la verge se fait au moyen d'un tampon d'ouate hydrophile imbibé de solution de sublimé. On mettra ses soins, comme pour tout cathétérisme, à nettoyer convenablement les replis du prépuce, le frein, la couronne du gland. Puis on lavera à canal ouvert le méat et la fosse naviculaire avec une solution d'eau boriquée, et on terminera cette antisepsie en poussant de petites injections de cette même solution dans l'urèthre pénien.

Ceci fait, on pratique le cathétérisme avec une sonde béquille n° 20 ou 22 de la filière Charrière. On vide la vessie de l'urine qu'elle contient, et on procède au lavage de la vessie.

Lavage. — Ce lavage est fait à l'eau boriquée. Il n'exige pas l'anesthésie complète de la vessie. En effet, si comme le conseille notre maître, M. le professeur Guyon, l'on soumet la vessie à une distension brusque en déchargeant rapidement la seringue, il se produit d'une façon réflexe une contraction de la vessie qui chasse avec force le liquide injecté. Ce va et vient rapide de liquide dans la vessie, a pour effet de débarrasser complètement la paroi vésicale de tous les débris épithéliaux ou purulents qui la recouvrent. Cela a une grande importance, surtout si l'on a affaire à une vessie possédant un bas-fond considérable dans lequel s'amoncellent les dépôts purulents qui s'y sont formés à la faveur de la cystite qui accompagne généralement les calculs vésicaux chez les prostatiques.

Ce lavage une fois terminé, lorsque le liquide coule de la sonde à un état de propreté suffisant, il faut garnir la vessie comme nous l'avons indiqué plus haut.

Introduction du liquide dans la vessie. — Pendant ce temps de l'opération, l'anesthésie doit être complète. En effet, la vessie ne doit plus ici réagir contre la distension produite par la décharge de la seringue, car cette réaction amènerait des contractions qui chasseraient le liquide de la cavité vésicale. Aussi, il faut injecter le liquide avec certaines précautions. L'opérateur doit pousser le piston lentement, sans exercer aucune force; l'injection doit déplisser progressivement la paroi vésicale de façon à ne pas réveiller sa contractilité. Il arrive fréquemment, qu'au cours de cette injection, l'opérateur sente une certaine résistance peser sur le piston. C'est qu'alors une légère contraction de la paroi vésicale est survenue, quelquefois même assez forte pour repousser le liquide dans la seringue et faire remonter le piston. L'opérateur doit alors attendre quelques instants que la paroi vésicale se laisse facilement distendre, et reprendre alors l'injection. Car, s'il ne se conforme pas à ce précepte, la contractilité vésicale, déjà déjà presque abolie, se réveillera avec toute son intensité et chassera le liquide entre les parois uréthrales et la sonde, au fur et à mesure que l'opérateur l'injectera dans la vessie.

De quelle quantité doit être cette injection?

Il est impossible d'établir une limite, si étendue qu'elle soit, à la quantité de liquide dont il faut garnir la vessie. Cette quantité varie suivant plusieurs ordres de faits, mais, quoi qu'il en soit, nous pouvons établir la règle qui doit guider l'opérateur à ce point de vue : la vessie doit être remplie sans être distendue.

Nous venons de voir quel était l'effet de la distension : c'est le réveil de la contractilité vésicale, et l'expulsion du liquide par l'urèthre.

Cependant il est nécessaire de remplir la vessie. Car, comme le dit Bigelow (1), cela est nécessaire pour garantir la muqueuse contre le pincement et favoriser le maniement des instruments. En effet, la paroi vésicale trop irritée par les manœuvres instrumentales, réagit, même pendant le sommeil chloroformique, rejette le liquide injecté et se contracte sur l'instrument dont elle paralyse l'action. Bigelow conseille, dans une vessie de capacité normale, une injection de 250 à 300 grammes de liquide.

Thompson (2) ne juge pas à propos d'injecter, avant la lithotritie, un liquide quelconque dans la vessie. Pour lui, une petite quantité de liquide, 40 à 50 grammes, fournie par l'urine du malade accumulée dans le réservoir urinaire, est amplement suffisante pour la lithotritie et il préfère même une vessie tout à fait vide à une vessie contenant 250 à 300 grammes de liquide.

Notre maître M. le professeur Guyon n'est pas de l'avis émis par Thompson. En effet, dans toutes les lithotrities auxquelles nous avons eu l'honneur d'assister dans son service, nous l'avons vu remplir la vessie d'une quantité de liquide variant de 150 à 250 grammes, et même quelquefois davantage. Cette quantité varie suivant les dimensions de la cavité vésicale, et surtout suivant son état de sensi-

(1) Dessos. Thèse, 1882.
(2) Loc. cit., p. 30.

bilité. Nous en revenons à la règle que nous avons posée au début de ce paragraphe : il faut garnir la vessie sans la distendre.

Quel est le moyen de savoir si la quantité de liquide injecté est suffisante? C'est en injectant lentement le liquide, en se rendant compte exactement de tous les degrés de résistance opposée à la course du piston, que l'opérateur pourra juger si l'injection est suffisante. Tant que, par une pression très faible, le liquide entrera facilement dans la vessie, c'est que ses parois ne sont pas complètement étalées. Mais sitôt que l'opérateur sentira une résistance s'opposer à la course du piston, et solliciter une pression plus grande, il devra s'abstenir; c'est que la vessie est entièrement pleine, quelques grammes de plus la mettraient en tension, et amèneraient des contractions.

La vessie est garnie, l'opérateur retire la sonde en lavant une dernière fois le canal.

Choix du lithotriteur. — Ici une question importante se pose. Quel est le lithotriteur qui doit être employé? Ce choix repose sur la nature et le volume du calcul qui doit être broyé, et sur les dimensions de la prostate. Nous n'insisterons pas sur les moyens de reconnaître ces propriétés de calcul. Ils font partie de l'exploration métallique, qui donne la nature par la sensation de dureté plus ou moins considérable éprouvée en frappant le calcul avec l'explorateur, et son volume par l'étendue du contact obtenu en suivant le calcul d'une de ses extrémités à l'autre. L'acide urique et les urates forment une grande majorité des calculs vésicaux. Ce sont des calculs durs, rendant au

choc un son clair, et généralement d'un volume moyen,
2 à 3 centimètres. Ces calculs exigent pour être broyés
une force assez considérable, et nécessitent l'emploi d'un
lithotriteur à mors fenêtrés numéro 2.

Les calculs phosphatiques sont beaucoup plus mous.
Lorsqu'ils sont volumineux, il est quand même nécessaire d'employer un lithotriteur à longs mors, un numéro
2 ou 3, à mors fenêtrés; mais s'ils sont petits, friables, on
peut se contenter d'un lithotriteur à mors plats.

Quant aux calculs d'oxalate calcique, ou calculs mûraux,
ils possèdent une surface très rugueuse et une dureté considérable. Ils nécessitent l'emploi d'instruments puissants,
lithotriteur numéro 3 à mors fenêtrés.

Les dimensions de la prostate font aussi varier le lithotriteur à employer. Les lithotriteurs offrent non seulement
des calibres plus ou moins considérables et par conséquent
une force plus ou moins grande, mais encore des différences dans la courbure de leur talon et la longueur de
leurs mors. Ces différences sont établies par rapport aux
augmentations de volume de prostate, et il importe de
savoir à quoi elles correspondent. La courbure est beaucoup
plus accentuée dans un numéro 3 que dans un numéro 2
et elle favorise beaucoup l'engagement des mors dans la
traversée prostatique. De plus, lorsque la prostate est fort
augmentée de volume et que l'on doit opérer dans un bas-
fond considérable, il sera nécessaire de se munir d'un lithotriteur à mors longs permettant de saisir avec plus de facilité la pierre masquée par la proéminence de la prostate
dans la région du col.

Broiement. — Nous avons, dans le chapitre de la technique opératoire, longuement insisté sur la manière d'introduire le lithotriteur, et sur les procédés qui permettent de franchir les obstacles qu'il peut rencontrer sur son passage, nous ne reviendrons pas sur ce point.

Pendant tout le broiement, l'anesthésie doit être complète pour éviter les contractions vésicales qui gêneraient les manœuvres opératoires soit en expulsant le liquide, soit en provoquant des pincements de la paroi.

Lorsque le lithotriteur a pénétré dans la vessie, l'opérateur doit se rendre compte de la topographie de la cavité vésicale. Toutes les vessies n'ont pas la même forme, les mêmes dimensions. Nous allons étudier successivement les différentes causes qui font varier leur disposition.

La prostate par son hypertrophie, entraîne des modifications dans l'état de la vessie, mais cette déformation n'est pas un obstacle pour le broiement (1).

Lorsque son hypertrophie est totale, la prostate forme un bas-fond vésical plus ou moins considérable par suite de l'élévation de l'orifice du col produite par l'augmentation de volume du lobe moyen. Ce bas-fond est-il un obstacle au broiement ? Non, car il détermine une loge en forme d'entonnoir dans laquelle va se loger la pierre. et dans laquelle se collectent les fragments pendant le broiement. Loin d'être un obstacle, la présence d'un bas-fond vésical est d'un grand aide pendant ce temps de la lithotritie, puisqu'elle crée un champ opératoire bien limité, et que l'on évite ainsi la dissémination des fragments dans toute l'étendue de la cavité vésicale.

(1) *Leçon clinique* de M. le professeur GUYON, du 16 mai 1896.

Mais la présence d'un bas-fond exige une manœuvre spéciale. En effet, pour arriver à saisir la pierre et à la broyer, il est nécessaire de donner au lithotriteur une position particulière. Pour manœuvrer facilement dans le bas-fond, il faut tenir le manche de l'instrument très élevé, presque vertical. Le broiement se fait ainsi très facilement. Le poids de la masse liquide introduite dans la vessie, pèse sur le bas-fond, tend bien la paroi et les pincements sont peu fréquents. De plus, tous les fragments venant se collecter au même endroit, le broiement se fait très rapidement, sans bouger l'instrument de place.

Lorsque l'hypertrophie atteint un lobe plutôt que l'autre le bas-fond n'occupe plus une situation médiane. Il est fortement incliné du côté opposé au lobe hypertrophié. Il faut tenir le manche du lithotriteur en haut, en l'inclinant du côté hypertrophié, et les mors s'engagent alors dans une loge latérale où le broiement s'effectue facilement.

Lorsque la prostate hypertrophiée s'étale au contraire, en formant un plateau sur lequel repose le trigone vésical, il n'existe plus alors, à proprement parler, de bas-fond. L'opérateur n'a plus un champ opératoire bien limité comme dans les cas précédents. Il faut alors avoir recours à un procédé qui sera décrit en détail lorsque nous étudierons les particularités qu'offre la lithotritie chez la femme.

Nous verrons dans un paragraphe suivant comment l'hypertrophie prostatique peut modifier l'évacuation et l'aspiration.

Un autre groupe de particularités opératoires tient à la disposition anatomique de la vessie.

Il arrive fréquemment chez le vieillard, que par suite du

développement anormal de la couche musculaire plexi-
forme qui entre dans la structure de la paroi vésicale, il se
forme à l'intérieur de la vessie des colonnes quelquefois
volumineuses, laissant entre elles des lacunes formant de
véritables cellules dans lesquelles se logent les calculs.

Ces colonnes gênent considérablement la manœuvre du
lithotriteur, car elles sont exposées, par leur saillie dans
la cavité vésicale, à être souvent pincées entre les mors de
l'instrument. Quant aux cellules, elles forment quelquefois
de véritables poches presqu'entièrement closes dans lesquelles il faut engager les mors de l'instrument pour aller
chercher le calcul (calculs enchatonnés). Une fois la première prise faite, il faut extraire, si possible, le calcul de
sa loge et le porter dans le bas-fond vésical pour le broyer
facilement. Nous avons, à l'observation numéro 5, le détail
d'une lithotritie pratiquée dans ces conditions.

Nous venons de passer en revue les modifications opératoires d'origine anatomique. Il nous faut parler maintenant des difficultés du broiement dues à des conditions
physiologiques, c'est-à-dire à la persistance, malgré l'anesthésie, des contractions vésicales.

Ces contractions peuvent se produire dans tous les
sens, et d'une façon très irrégulière. Mais nous avons pu
constater au cours des lithotrities pratiquées devant nous
par M. le professeur Guyon, que ces contractions se produisent le plus souvent suivant des modes analogues et peuvent
être ainsi groupées en plusieurs catégories. Nous devons
parler tout d'abord des contractions qui se produisent sur
les parois latérales (1); celles-ci se rapprochent, enserrent

(1) Guyon. *Leçons cliniques*, 2e édition, p. 89).

le calcul, et, surtout quand il s'agit d'un calcul volumineux, le maintiennent suspendu dans la cavité vésicale. C'est ce genre de contractions, rendues permanentes par l'irritation produite constamment par le calcul, qui donne à la vessie la disposition spéciale, désignée par M. Guyon sous le nom de « vessie en portefeuille ». Dans ces conditions, si la contraction ne cesse pas sous l'influence du chloroforme, il faut aller cueillir la pierre, les mors en haut, et la briser dans cette position. Les fragments tombent alors dans le bas-fond. Il faut avoir soin, à la fin du broiement, d'aller vérifier avec le lithotriteur cette loge supérieure, car il arrive fréquemment que quelques petits fragments y soient restés comme suspendus (obs. nᵒˢ 7).

D'autres contractions peuvent se produire au cours de la lithotritie. Ces contractions débutent généralement par la paroi postérieure, et se prolongent jusqu'au col, en formant au milieu du bas-fond vésical une saillie délimitant deux loges latérales dans lesquelles s'accumulent les fragments, et où il est facile de les broyer.

Disons un mot d'un mode de contractions qui peuvent se produire pendant le broiement, contractions limitées à quelques fibres musculaires de la paroi, enchâtonnant des débris de calculs, et pouvant, si elles durent jusqu'à la fin du broiement, rendre celui-ci incomplet.

Quant à la sensibilité pathologique de la vessie, elle ne doit en rien modifier ce temps de l'opération, si l'on a eu la précaution de la traiter comme nous l'avons indiqué au chapitre III.

Enfin, le calcul lui-même peut être cause de particularités dans le broiement. Il peut se faire que malgré un choix judicieux du lithotriteur employé, on se trouve en présence d'un calcul trop dur pour être broyé. Quelle que soit la force que l'opérateur emploie à essayer de briser le calcul, ses tentatives sont vaines. Faut-il abandonner la lithotritie et avoir recours à la taille ? Notre maître, M. le professeur Guyon, nous a indiqué un procédé dû à sa grande expérience de la lithotritie. L'opérateur saisit le calcul par son petit diamètre, et sans l'abandonner dans la cavité vésicale, il relève la bascule. Maintenant l'instrument dans la main gauche, il frappe plusieurs coups de marteau sur la roue qui manœuvre la branche mâle. Sous l'influence de ces légères percussions, il se produit un ébranlement moléculaire de la pierre. Il suffit alors d'abaisser la bascule et de faire mouvoir la roue pour obtenir un éclatement de la pierre. Ce procédé a souvent permis à M. Guyon de broyer des calculs mûraux d'une dureté considérable. S'il ne donne pas le résultat qu'on en attend, il faut alors renoncer à la lithotritie. C'est une des rares circonstances où la lithotritie est impossible et où le chirurgien est obligé d'avoir recours à la taille.

Les calculs phosphatiques mous, sont aussi l'occasion de particularités opératoires : nous voulons parler de l'engorgement des mors qui se produit fréquemment pendant leur broiement. Nous avons dit au chapitre de la technique opératoire qu'il était facile d'y remédier en frappant quelques légers coups de marteau sur l'axe du lithotriteur.

En outre, le broiement de ces calculs donne parfois lieu à des sensations toutes spéciales. Le lithotriteur a saisi le calcul, on abaisse la bascule, et on tourne la roue ; les mors semblent se rapprocher avec autant de facilité que s'ils agissaient sans l'interposition d'aucun corps entre eux. C'est que ces calculs d'origine inflammatoire, sont d'une friabilité et d'une mollesse telles qu'ils se réduisent en poussière sous la moindre pression. Il faut être prévenu de cette particularité afin de ne pas s'en étonner lorsqu'elle se présente.

Évacuation, lavage. — Le broiement effectué, l'opérateur remplace le lithotriteur par une sonde évacuatrice métallique. Cette sonde doit être d'un gros calibre, n° 25 ou 26 de la filière Charrière. L'évacuation se fait ainsi rapidement et le gros calibre peut être franchi rapidement par les débris de calcul qui pourraient s'engager dans la sonde.

Pendant ce temps de l'opération, l'anesthésie n'a pas besoin d'être aussi complète. En effet, le lavage étant fait par injections brusques de liquide, comme au début de l'opération, il n'est pas inutile que, sous l'influence de la distension brusque de la paroi vésicale, il se produise des contractions qui évacuent rapidement le liquide, empêchant ainsi la poussière calculeuse de se déposer dans le bas-fond vésical.

Pour que l'évacuation soit suffisante, il est nécessaire que l'opérateur se souvienne de la topographie de la vessie telle qu'il l'a reconnue pendant le broiement. L'œil de la sonde doit être en effet dirigé vers l'endroit où le broiement s'est effectué.

Comme pendant le broiement, il se produit des contractions de la paroi. Ces contractions sont d'autant plus fréquentes que l'anesthésie est moins complète, et que la contractilité vésicale est réveillée par chaque distension brusque produite par l'injection. Ces contractions se reproduisent dans le même mode que celles qui ont été observées pendant le broiement. Elles ne gêneront donc en rien l'évacuation si l'opérateur tient compte de cette particularité.

Nous devons voir maintenant quelles sont les difficultés que peut produire, pendant l'évacuation, l'augmentation de volume de la prostate. Il nous a été donné de l'observer plusieurs fois et en particulier dans l'observation n° 10. Dans cette observation, nous avons affaire à une prostate très grosse, très congestionnée. Dans ces conditions, l'évacuation se fait mal. Les deux yeux de la sonde ne se trouvent pas dans la vessie. Un d'eux est encore, malgré la longueur de l'instrument, dans la traversée prostatique. Il ne faudrait pas, dans ce cas, croire à la présence d'un pli vésical fermant l'un des deux yeux de la sonde, ou à l'engorgement de celle-ci par des fragments calculeux, ou des caillots sanguins, et chercher à refouler l'obstacle par une injection faite brusquement. Ce serait un moyen dangereux qui pourrait amener une trop grande tension de liquide à l'intérieur de la vessie, et produire même la rupture de la paroi vésicale. Il faut laisser le liquide s'écouler lentement, et se résoudre à faire un lavage incomplet, cela n'a du reste aucun inconvénient. L'évacuation des fragments se complétera les jours suivants grâce à la sonde à demeure.

Quand le liquide injecté ressort clair par la sonde, sans traces de sang ni de poussière calculeuse, l'opérateur garnit la vessie pour pratiquer l'aspiration.

La vessie doit être garnie sans être mise en tension exagérée, car dans ce temps de l'opération, il suffit de la pression exercée sur la poire de l'aspirateur pour distendre la vessie et produire dans le liquide le remous nécessaire. La quantité de liquide injecté sera donc sensiblement la même que pour le broiement.

Aspiration. — L'aspiration se fait, nous l'avons dit plus haut, par un certain nombre de pressions brusques exercées sur la poire en caoutchouc. Mais bien que le but de cette manœuvre soit de produire un va et vient de liquide entre les deux réservoirs qui le contiennent, vessie et aspirateur, il faut cependant que l'anesthésie soit profonde pendant ce temps de l'opération ; car, si la vessie se contractait d'elle-même, le liquide qu'elle contient s'échapperait entre la sonde et les parois uréthrales.

Nous ne reviendrons pas sur les difficultés qui peuvent surgir pendant l'aspiration : nous les avons étudiées dans le chapitre de technique opératoire. Mais il importe de faire remarquer que l'aspiration peut avoir un autre résultat que l'issue des fragments de calcul. Elle peut en effet servir de moyen de vérification. Sous l'influence du remous produit dans la vessie, les fragments de calcul trop gros pour être évacués par la sonde, viennent frapper contre celle-ci et produire un cliquetis caractéristique qui avertira l'opérateur de la nécessité d'un nouveau broiement.

L'aspiration une fois terminée, lorsqu'il ne tombe plus de débris de calcul dans la boule en verre chargée de les recueillir, on ferme l'aspirateur et on laisse évacuer le liquide par la sonde.

L'opération peut se terminer là, mais, notre maître, M. le professeur Guyon, a pour principe de procéder, séance tenante, à une première vérification.

Vérification. — Cette vérification est souvent négative, mais il peut se produire, surtout lorsque la surface interne de la vessie est irrégulière, et qu'elle forme des colonnes ou des cellules, que des fragments de calcul enchatonnés dans ces petites loges, aient été déplacés pendant l'aspiration.

Cette vérification se fait dans les mêmes règles que le broiement. La vessie doit être garnie d'une même quantité de liquide, mais il est souvent inutile d'employer un lithotriteur aussi puissant. En effet si le broiement a été poussé très loin, si le calcul a été, dans sa majeure partie, réduit en poussière, il ne doit plus rester dans la vessie que de petits fragments dont on viendra facilement à bout avec un lithotriteur à mors plats.

Si la vérification donne lieu au broiement de quelque fragment, on procèdera à une nouvelle aspiration.

Cette vérification une fois faite, on introduit une sonde béquille numéro 20, et on fixe cette sonde à demeure.

Nous verrons dans le chapitre suivant, quelles sont les suites opératoires de la lithotritie.

Lithotritie chez la femme.

On admet généralement que la lithotritie est très facile chez la femme, en raison des dispositions anatomiques spéciales qui résultent de l'absence de la prostate et d'une grande partie de l'urèthre. Dans une leçon faite devant nous (1), à l'hôpital Necker, notre maître, M. le professeur Guyon s'est attaché à combattre cette opinion, et à nous montrer toutes les particularités qu'il est indispensable de connaître pour pratiquer la lithotritie chez la femme.

Il est vrai que l'absence d'urèthre antérieur et de prostate rend beaucoup plus facile aux instruments, l'accès de la vessie. Il n'y a plus ici à rendre au canal son calibre ni sa souplesse, l'urèthre de la femme étant doué d'une élasticité qui permet le passage d'instruments beaucoup plus volumineux. Il n'est plus question de déviation du canal par suite de l'hypertrophie de la prostate, ni de sensibilité spéciale produite par la congestion de cet organe.

Mais nous avons vu qu'au point de vue du broiement, loin d'être un obstacle aux manœuvres de ce temps opératoire, la prostate créait un avantage précieux en déterminant la formation d'un bas-fond dans lequel s'accumulaient les fragments. Chez la femme, nous n'avons pas de région aussi distincte dans laquelle on puisse opérer facilement. La vessie forme un grand sac sans bas-fond, presque sans col et sans trigone. Il faut donc chercher à remédier à cet inconvénient.

On peut arriver dans ces conditions à broyer un calcul, même assez volumineux, en mettant très peu de liquide dans la vessie et en opérant presqu'à sec. Nous avons vu plus haut que ce procédé rend très difficile la manœuvre du lithotriteur, dont les mors rencontrent à chaque prise la paroi vésicale. Le broiement demande alors beaucoup plus

(1) *Leçon clinique* du 6 mai 1896.

de précautions, et il est difficile de le pousser aussi loin. La chose aurait relativement peu d'importance chez la femme, son urèthre étant susceptible de se laisser traverser par des fragments considérables sans être lésé par leur passage. Mais nous verrons au chapitre des suites opératoires, que ces fragments laissés dans la vessie sont fréquemment l'origine d'une cystite post-opératoire qu'il est nécessaire d'éviter.

L'opérateur possède cependant un moyen de remédier à l'absence de bas-fond vésical. Pour cela il place le lithotriteur de manière que son talon appuie sur un point de la vessie, point situé au niveau de l'union de la paroi postérieure et de la paroi inférieure de la vessie. Il maintient alors son lithotriteur immobile en appuyant légèrement pour déprimer la paroi avec le talon, et il manœuvre dans cette situation en faisant jouer la branche mâle dans la rainure de glissement, sans changer de place la branche femelle. Il crée ainsi un bas-fond artificiel où les secousses et l'évolution spontanée de la pierre feront tomber tous les fragments.

Ce moyen est également praticable lorsque l'on a affaire chez l'homme à une vessie sans bas-fond, par suite du volume normal de la prostate, ou lorsqu'il s'agit d'une hypertrophie prostatique étalée, formant un plateau sur lequel repose le trigone vésical.

La lithotritie chez la femme ne présente pas d'autres points qui méritent d'attirer spécialement notre attention. L'antisepsie de la vulve et de l'entrée du vagin doit être soigneusement faite au début de l'opération. Le lavage de la vessie se fait comme chez l'homme, on la garnit de la même manière. Nous avons décrit la manœuvre nécessaire pour faciliter le broiement.

Le lavage et l'aspiration se font dans les mêmes conditions que chez l'homme. Quant à la vérification, elle est moins indispensable à cause de l'élasticité de l'urèthre qui permet aux fragments de sortir facilement pendant les jours qui suivent l'opération.

On remplace la sonde béquille par une sonde de Pezzer dont l'introduction est facile chez la femme; la disposition particulière du pavillon situé à son extrémité permet de la laisser à demeure plusieurs jours, comme on le fait chez l'homme.

L'anesthésie enfin, doit suivre les mêmes règles que chez l'homme. Mais à cause de la brièveté du canal et de l'élasticité du sphincter uréthral, il est préférable d'endormir la malade complètement pour éviter que pendant le broiement et l'aspiration, des contractions de la vessie n'expulsent le liquide qu'elle contient, et n'apportent de nouvelles difficultés à ce temps de l'opération. L'anesthésie est ici d'autant plus nécessaire que l'on a souvent affaire à des calculs volumineux, accompagnés d'une cystite intense qui rend la vessie plus sensible et plus sujette aux contractions au contact des instruments.

Quant aux suites opératoires, elles sont les mêmes chez la femme et chez l'homme : nous allons les étudier dans le chapitre suivant.

CHAPITRE V

**Suites opératoires. — Complications. — Traitement consé-
cutif. — Récidives.**

Suites opératoires. — Pendant les premières heures qui suivent la lithotritie, le malade reste sous l'influence du chloroforme et ne ressent encore aucune douleur. Mais lorsque les effets de l'anesthésie ont disparu complètement, il accuse le plus généralement quelques douleurs dans le périnée s'irradiant jusqu'au gland. Ces douleurs se reproduisent par crises et atteignent toute leur intensité lorsque le besoin d'uriner se fait sentir. Elles sont inévitables, étant donnée l'irritation produite par le passage des instruments dans l'urèthre et par les manœuvres du broiement. Ces douleurs se calment du reste assez vite, et ne se reproduisent pas les jours suivants. Si elles sont trop violentes, il est utile de les supprimer par une injection hypodermique de chlorydrate de morphine.

Le malade a été remis dans son lit porteur d'une sonde à demeure. Toutes les deux heures environ, suivant l'état d'irritation plus ou moins grande de la vessie, il débouche sa sonde pour évacuer l'urine que contient la vessie. Généralement cette urine sort claire, l'hémorrhagie qui suit le broiement étant peu intense et cessant par le lavage qui précède l'aspiration. Cependant, si la cystite déterminée par le calcul était encore assez intense au moment de l'opération, il est possible que le malade rende encore pendant quelques jours des urines purulentes.

Le soir de l'opération, on fait au malade un lavage vésical de plusieurs seringues d'eau boriquée suivi de l'injection, par petites quantités, d'une ou deux seringues d'une solution de nitrate d'argent à 1/1000 : ce double lavage est répété matin et soir pendant le temps que le malade garde sa sonde à demeure.

La sonde à demeure est retirée le surlendemain de l'opération, c'est-à-dire quarante-huit heures après. Cependant, lorsque le malade présentait de la cystite avant l'opération, ou s'il s'agit d'un prostatique, possédant un bas-fond considérable et vidant mal sa vessie, il est utile de laisser la sonde à demeure deux, trois ou quatre jours de plus. Cette prolongation est également nécessaire lorsqu'il y a eu, par le passage des instruments, une légère déchirure des parois de l'urèthre. Cela permet à la muqueuse uréthrale de se reconstituer en évitant l'infection qui ne manquerait pas de se produire si l'on négligeait cette précaution.

Grâce à l'élimination facile et complète de l'urine par la sonde à demeure et à l'antisepsie vésicale par les lavages, le thermomètre ne signale généralement aucune élévation de température le jour même de la lithotritie. Il est facile de constater ce fait par la lecture de nos observations.

La température est cependant reprise soigneusement pendant les jours qui suivent et particulièrement le jour où l'on retire la sonde. Chez les prostatiques en rétention incomplète et infectés, il est un fait avéré, c'est que la suppression de la sonde à demeure amène souvent le jour même, une ascension thermique. Or, la plupart des malades soumis à la lithotritie sont dans ce cas. Ce sont des gens âgés à prostate hypertrophiée, et souvent rétentionnistes, et chez lesquels la présence d'un calcul a déterminé de la cystite, lorsque celle-ci même n'a pas été la cause de la production du calcul. Il est donc indispensable, pendant les heures qui suivent la suppression de la sonde, de vérifier, grâce au thermomètre, l'intégrité de leurs conduits urinaires, vis-à-vis de l'absorption de produits septiques.

Lorsque le malade a gardé le lit pendant les quarante-huit heures qu'il a eu la sonde à demeure, et pendant la journée qui en a suivi la suppression, il peut se lever et vaquer à ses occupations. Il arrive parfois que pendant les jours qui suivent, il persiste de la fréquence des mictions et de la douleur en urinant, il faut alors faire tous les jours une instillation de nitrate d'argent à 1/100 pour faire disparaître ces légers symptômes d'irritation vésicale. Mais afin que le chirurgien soit assuré du résultat complet de la lithotritie, il est nécessaire de faire subir au malade, avant sa sortie de l'hôpital, une dernière vérification.

Vérification. — Pour la vérification, comme pour la lithotritie, il faut faire subir au malade un traitement préparatoire.

Il faut attendre pour la pratiquer que tout symptôme de cystite ait complètement disparu, et que la sensibilité vésicale au contact et à la distension soit normale. C'est dans ces conditions qu'elle donnera tout le résultat qu'on attend d'elle.

De même que pour la lithotritie, il faut que le canal soit préparé. Si le malade présentait des rétrécissements, on reprendra la dilatation pendant les jours qui suivent la lithotritie pour conserver au canal le calibre acquis précédemment. Si l'on avait eu affaire à un canal dur, ou dévié par l'hypertrophie de la prostate, on aura soin de remettre au malade une sonde à demeure la veille de la vérification, afin que l'introduction des instruments soit facile.

Si la vessie possède encore une sensibilité un peu exagérée ou si l'on croit trouver des fragments de calcul, il est alors utile d'endormir le malade pour que les manœuvres donnent tous les résultats désirables. Le chloroforme « à la reine » sera le plus souvent suffisant.

Nous ne décrirons pas en détail les manœuvres que comporte une vérification. Ce sont exactement celles de la lithotritie, mais il n'est pas nécessaire, étant donné le petit volume des fragments qui ont pu demeurer dans la vessie, d'employer un instrument puissant : un lithotriteur n° 2 mors plats sera suffisant.

Si la vérification est négative, bien que le malade ait présenté encore des phénomènes de cystite depuis la lithotritie, et que l'on soit en droit de croire à la persistance de fragments, on pourra avoir recours à l'aspiration. Comme nous l'avons dit dans le chapitre précédent, elle pourra devenir ici un bon moyen de diagnostic pour des petits fragments difficiles à saisir avec un lithotriteur.

Après cette vérification, on ne met pas de sonde à demeure au malade, car les manœuvres ayant été faites avec des instruments moins volumineux, et ayant été beaucoup plus rapides que pendant la lithotritie, son emploi n'est pas justifié. Du reste comme il est facile de le constater dans la plupart de nos observations, le malade quitte l'hôpital le jour même de la vérification, lorsque celle-ci a été faite sans l'emploi du chloroforme.

COMPLICATIONS. — La lithotritie rapide, à broiement complet en une seule séance, telle que nous l'avons décrite, ne donne pas lieu à des complications graves. Du moins, il ne nous a pas été donné d'en observer pendant notre séjour dans le service de M. le professeur Guyon à l'hôpital Necker. C'est grâce à l'évacuation complète de tous les fragments de calcul, évacuation pratiquée séance tenante, au cours même de l'opération, que l'on doit d'avoir vu disparaître la majeure partie des complications qui survenaient autrefois à la suite des lithotrities à séances répétées.

Cependant, malgré ce perfectionnement apporté dans la technique opératoire de la lithotritie, on peut encore observer quelques accidents se produisant soit pendant l'opération, soit pendant les jours qui suivent.

Nous ne parlerons pas des accidents qui peuvent survenir du fait du chloroforme. Les seules particularités que nous ayons à observer siègent dans la production des contractions dues à une persistance de la sensibilité vésicale qui s'observe surtout chez des sujets porteurs d'une cystite de vieille date ou chez des alcooliques chez lesquels l'anesthésie demande à ne pas être poussée très loin. Nous avons déjà étudié la manière dont elles entravaient le cours de l'opération, nous ne reviendrons pas sur ce point.

Le plus sérieux des accidents qui peuvent survenir au cours de la lithotritie, est assurément l'hémorrhagie. Nous avons vu que dans des cas normaux, l'hémorrhagie se produisait d'une façon constante, mais qu'elle était généralement très bénigne, teintant à peine le liquide contenu dans la vessie et cédant à l'évacuation de ce liquide et à l'injection de quelques seringues de solution de nitrate d'argent. Mais il peut se faire qu'elle soit beaucoup plus abondante. Nous lisons dans la thèse de Desnos (1) l'observation d'un malade lithotritié dans de mauvaises conditions ayant une prostate excessivement vasculaire et très congestionnée. Au cours du lavage consécutif au broiement, une hémorrhagie abondante se produisit qui obligea de cesser toute manœuvre intravésicale.

Cet accident se produit en effet, le plus souvent, pendant les essais de lavage et d'évacuation complète faits dans de mauvaises conditions, dans une vessie qui se contracte énergiquement et contre laquelle on cherche à lutter. Il peut encore avoir lieu pendant l'aspiration si la vessie est mise en tension trop considérable par les pressions exercées sur la paroi de l'aspirateur.

Cet accident commande la cessation immédiate de toute manœuvre intra-vésicale. Le seul moyen de lutter contre elle, est de mettre au malade une sonde à demeure qui calmera l'irritation de la vessie et fera cesser l'hémorrhagie. S'il se produit de la rétention de caillots amenant de l'élévation de température, on aura recours pour les évacuer à l'aspiration faite à la seringue.

Pendant les jours qui suivent l'opération, un certain nombre de complications peuvent se produire.

Comme dans toute opération sur les voies urinaires, la fièvre peut survenir dès les premières heures qui

(1) *Loco citato*, p. 110.

suivent la lithotritie, mais ce n'est le plus souvent qu'un accès de fièvre franc, unique, suivi d'une chute thermométrique rapide et qui n'entrave en aucune façon la guérison. Ces accès de fièvre, fréquents à la suite des anciens procédés de lithotritie à broiement non suivi d'évacuation, sont devenus extrêmement rares depuis qu'à un broiement complet, on fait succéder une évacuation aussi complète que possible, se poursuivant du reste facilement, grâce à la sonde à demeure laissée en place pendant quarante-huit heures.

Lorsqu'il se produit des accès de fièvre plus intenses, sans défervescence, il y a lieu de songer à une affection rénale qui a pu se développer très rapidement, ou passer inaperçue au milieu du cortège des symptômes de calculose vésicale, et augmenter d'intensité sous l'influence du traumatisme opératoire. Nous ne nous étendrons pas sur ces faits qui sont en dehors du cadre de notre sujet.

La cystite qui accompagne si fréquemment la présence d'un calcul dans la vessie, peut persister après l'opération. Nous voyons qu'en général, la fréquence et la douleur des mictions disparaissent rapidement chez les lithotritiés, par l'application d'un traitement spécial, instillations au nitrate d'argent à 1 p. 100. De même, la purulence des urines s'amende en peu de temps sous l'influence des lavages au nitrate d'argent à 1 p. 1000. Cependant ces phénomènes peuvent persister. Il s'agit alors le plus souvent de la rétention de fragments dans la vessie. Ces faits sont fréquents lorsque, par sa grande contractilité ou sa disposition en colonnes et en cellules, la vessie s'oppose à une évacuation complète. Ils obligent alors le chirurgien à une seconde vérification, quelques jours après la lithotritie, lorsque ces phénomènes sont amoindris par un traitement approprié.

Notre maître, M. le professeur Guyon, a souvent insisté devant nous sur la nécessité absolue de cette vérification à la suite des lithotrities pratiquées dans de mauvaises vessies. Quand bien même des fragments oubliés ne donneraient pas lieu immédiatement à des phénomènes de cystite, ceux-ci n'en seraient pas moins la cause certaine d'une récidive et d'une cystite, dans une époque plus ou moins éloignée.

Signalons enfin une complication qui, sans compromettre la guérison du malade, peut au moins la retarder : c'est l'inflammation du testicule. Il ne nous a pas été donné de l'observer dans le cours de nos observations, mais elle est indiquée par les auteurs comme se produisant assez fréquemment. Elle est due au traumatisme exercé sur les voies génitales par le passage des instruments. Elle se produit le plus souvent dans les premiers jours qui suivent la lithotritie, et cède facilement à un traitement approprié.

Traitement consécutif. Récidives. — Nous avons déjà parlé au paragraphe des complications, des phénomènes de cystite qui peuvent se prolonger après la lithotritie. Nous avons indiqué chemin faisant le traitement dont ils étaient justiciables, et qui amenait rapidement leur disparition. Nous ne reviendrons pas sur ce point.

La lithotritie n'est pas, à proprement parler, une opération curative, car si elle supprime le calcul, et fait disparaître les accidents occasionnés par sa présence dans la vessie, pas plus que la taille elle ne met le malade à l'abri des récidives ; c'est dire qu'il faudra faire suivre au lithotritié le traitement nécessité par sa lithiase rénale.

Nous n'insisterons pas sur le traitement de la gravelle urique.

Mais il est un point spécial du traitement consécutif sur lequel il nous paraît intéressant de fixer particulièrement notre attention. Nous voulons parler de calculs phosphatiques d'origine vésicale, qui, à l'encontre des calculs uriques d'origine rénale, sont justifiables d'un traitement local empêchant leur récidive.

Parmi les malades porteurs de calculs vésicaux, beaucoup sont en même temps atteints d'hypertrophie prostatique. Chez eux, la glande faisant saillie dans le réservoir urinaire constitue une poche dans laquelle l'urine s'accumule et séjourne. Ce bas-fond vésical est un véritable nid à calculs : sous l'influence de l'inflammation et même de la simple irritation des parois vésicales, et de l'alcalinité de cette urine stagnante, les phosphates se déposent avec une rapidité considérable. La preuve nous en est fournie par l'histoire de calculeux récidivistes. Nous voyons ainsi dans l'observation n° 3, l'histoire d'un malade lithotritié pour la première fois en septembre 1893 ; pour la seconde fois en juin 1894, c'est-à-dire 9 mois après ; pour la troisième fois en mars 1895, c'est-à-dire 8 mois après, pour la quatrième fois en février, 11 mois après, pour la cinquième fois en septembre 1896, 7 mois après (obs. n° 24). Ce malade vidait cependant sa vessie, mais il était atteint d'une hypertrophie prostatique considérable, et d'une cystite chronique qu'il avait toujours négligé de faire disparaître complètement.

C'est également à la cystite que sont dues les récidives constatées dans l'histoire de notre observation n° 14. Le malade a subi trois lithotrities, en 1892, 1894 et 1896. Tous ses calculs étaient phosphatiques.

L'observation n° 21 est celle d'un malade n'ayant jamais eu de coliques néphrétiques, mais il est porteur d'un bas-fond considérable et ne vide pas sa vessie. Il fut lithotritié dans le service en 1888, 1890, 1893 et 1896.

Chez ces différents malades, l'affection calculeuse était simplement le résultat de l'état inflammatoire de leur vessie, état inflammatoire qu'ils persistaient à laisser progresser, malgré les indications thérapeutiques qui leur étaient données.

Il est donc indispensable pour le chirurgien, de s'opposer, autant que possible, à la résistance de cet état inflammatoire. Ce traitement consiste simplement pour la cystite, en instillations au nitrate d'argent à 1/100, répétées de deux jours en deux jours, jusqu'à disparition complète et prolongée de tout phénomène de fréquence et de douleur. Si ces phénomènes résistent, il sera nécessaire d'augmenter le titre de la solution et de faire des instillations à 2 et même 3 pour 100.

Si l'on a affaire au contraire à un prostatique en rétention incomplète, il faudra, par des cathétérismes aseptiques répétés tous les jours et même deux fois par jour, empêcher l'accumulation d'urine dans le bas-fond vésical. Ces évacuations seront suivies de lavages avec une solution de nitrate d'argent à 1/1000, destinés à maintenir l'état aseptique de la vessie, et empêcher l'alcalinité des urines.

Par ces différents procédés, on arrivera à améliorer l'état local du malade et à prévenir d'une façon certaine toute récidive.

CONCLUSIONS

Nous avons étudié dans le cours de notre travail la technique opératoire de la lithotritie, et les modifications que peuvent y apporter les différents états anatomiques et pathologiques de l'appareil urinaire. Nous avons vu quels étaient les moyens de parer aux difficultés dont ils étaient cause. Nous avons enfin étudié les complications qui pouvaient survenir pendant le cours de cette opération et pendant la convalescence du malade. Nous sommes en droit de conclure :

1° Que la lithotritie est une opération simple et sans danger si l'on apporte dans ses manœuvres toute la prudence et l'attention nécessaires.

2° Que la lithotritie est une opération en tous points favorable au malade : elle est de courte durée et n'exige donc pas une longue chloroformisation; la convalescence est rapide, puisqu'elle ne demande guère un séjour au lit au plus de 2 ou 3 jours.

3° Que ses suites sont toujours bonnes, et que l'on évite toute complication à condition de pousser à fond le broiement, et de faire une évacuation complète des fragments.

4° Que dans tous les cas de lithotrities pratiquées dans de mauvaises vessies tant au point de vue de leur état anatomique que de leur état pathologique, il est nécessaire de pratiquer une vérification consécutive pour s'assurer de l'absence de tout débris.

5° Que l'on ne doit plus admettre, comme obstacle à la lithotritie, tous les états pathologiques de l'urèthre, de la prostate et de la vessie : il faut y remédier au préalable par les moyens spéciaux à chacun d'eux.

6° Qu'un volume trop considérable, dépassant 5 centimètres, ou une dureté trop grande du calcul, sont les seules contre-indications de l'opération.

7° Qu'enfin, pour rendre la lithotritie une opération curative, il faut la faire suivre du traitement approprié à la lithiase rénale ou à l'affection vésicale qui a donné naissance au calcul.

OBSERVATIONS

Observation I.

Alexandre G..., 62 ans, entré le 4 février 1896, salle Velpeau, lit n° 10.

Blennorrhagie à l'âge de 20 ans. Depuis deux ans, mictions difficiles et fréquentes. Il y a un an le malade a été soigné dans le service de M. le Dr Routier pour un rétrécissement qui fut dilaté.

Il y a quinze jours, légère hématurie qui survint après une fatigue assez forte. Depuis, mictions fréquentes, douloureuses à la fin; le malade n'urine que quelques gouttes à la fois. Les urines sont légèrement troubles. Le malade a ressenti ces jours derniers de vives douleurs en allant en omnibus.

7 février. *Examen* pratiqué par M. le professeur Guyon. — Canal libre. Vessie : sensibilité au contact nulle, à la distension 25 grammes. Prostate très grosse, fait saillie dans le rectum, ferme, sans bosselures. Elle est sentie par le double palper à 1 centimètre au-dessus du pubis.

Exploration métallique. Calcul à droite, dur, gros environ de 2 centimètres.

On fait au malade des instillations au nitrate d'argent à 1 p. 100. Ces instillations sont répétées tous les deux jours. La vessie se laisse de plus en plus distendre.

Le 13. La vessie peut contenir 150 grammes de liquide.

Le 15. Lithotritie, par M. le professeur Guyon. — Chloroforme à la troisième période. Le lavage de la vessie ne présente rien de particulier. La vessie se laisse convenablement garnir de 250 grammes de liquide. Lithotriteur n° 2 mors fenêtrés. Introduction de l'instrument facile. Saisie d'un calcul urique de 1 centimètre et demi de diamètre. Pendant le broiement, contractions vésicales débutant par la paroi postérieure et transformant le bas-fond en deux loges droite et gauche dans lesquelles s'accumulent les débris du calcul. Durée du broiement : 4 minutes. Évacuation. Lavage. Aspiration pendant laquelle les mêmes contractions se répètent. Il faut diriger le bec de la sonde d'abord à droite puis à gauche pour que l'évacuation soit complète. Vérification négative. Lavage et sonde à demeure. Durée totale de l'opération : 22 minutes.

Le 17. Sensibilité vésicale assez grande. On retire la sonde à demeure et on fait une instillation de nitrate d'argent. Pas de fièvre.

Le 19. On répète l'instillation. La fréquence et la douleur ont presque complètement disparu.

Le 22. Vérification négative.

Le malade sort.

Observation 2.

A...., 67 ans, entré le 12 février 1896, salle Velpeau, lit n° 1.

Il y a quatorze ans, à la suite de fatigues, crise de coliques néphrétiques ayant duré cinq jours. Depuis cette époque. le malade rend des graviers. Depuis trois ans, mictions douloureuses à la fin, plus fréquentes, toutes les deux heures le jour. Le matin, souffre moins quand il est couché.

Depuis huit jours les douleurs sont beaucoup plus vives.

Il y a quatre jours, hématurie légère, ayant duré deux jours, hématurie totale mais avec augmentation de la quantité de sang à la fin de la miction.

14 février. *Examen.* — Canal libre, traversée prostatique un peu longue, vessie normale.

Exploration métallique : plusieurs petits calculs.

Le 19. Lithotritie. par M. le professeur Guyon. — Pas de chloroforme. Lavage de la vessie qui est garnie de 200 grammes.

Lithotriteur n° 2 à mors fenêtrés. Passage de l'instrument facile, mais il est relevé par la prostate qui est volumineuse. Bas fond vésical assez considérable, exigeant la position relevée du manche de l'instrument. Saisie et broiement de 3 calculs uriques ne dépassant guère le diamètre de 1 centimètre. Pas de contractions vésicales. Durée du broiement : 3 minutes. Évacuation, lavage et aspiration. Peu de fragments à l'aspiration. Lavage et sonde à demeure. Durée totale de l'opération : 19 minutes.

Le 21. Pas de fièvre, on retire la sonde.

Le 26. *Vérification* négative.

Le 27. Le malade sort.

OBSERVATION 3.

Antoine D..., 72 ans, entré le 5 février 1896, salle Velpeau, lit n° 23.

1893. 30 septembre. LITHOTRITIE, par M. le professeur GUYON. — Longue prostate. Calcul phosphatique. Le malade était en rétention complète depuis cinq mois et se sondait. Les urines étaient troubles, quelquefois hématuriques.

Sort le 8 octobre.

1894. 7 juin. Un mois après la première lithotritie, les mictions sont redevenues fréquentes et douloureuses. Le malade a des urines troubles avec légère hématurie au début et à la fin des mictions. Le canal est dur, la prostate volumineuse, la vessie sensible au contact.

Le 23. LITHOTRITIE, par M. le professeur GUYON. — Calcul phosphatique en haut et à droite. Broiement : 7 minutes, avec un lithotriteur n° 2, mors fenêtrés. Vérification au lithotriteur n° 2, mors plats. Quelques fragments broyés derrière la prostate.

Le 30. Vérification. Quelques fragments.

1er juillet. Le malade sort, les mictions sont moins fréquentes, moins douloureuses. Les urines sont moins purulentes.

1895. 14 mars. Le malade revient dans le service avec une cystite intense, la vessie ne contenant que 30 grammes de liquide. Cette cystite diminue sous l'influence d'instillations au nitrate d'argent à 1 p. 100.

Le 30. Lithotritie, par M. le professsur Guyon. — Calcul phosphatique de 3 centimètres de diamètre, situé à droite.

2 avril. Vérification négative.

Le 6. Le malade sort. La vessie peut contenir facilement 150 grammes de liquide.

1896. 5 février. Le malade rentre dans le service, sa vessie peut contenir 180 grammes de liquide. Elle se vide. Les mictions sont fréquentes : toutes les heures. Elles sont douloureuses à la fin. Le malade ressent de vives douleurs quand il va en voiture. Il y a deux mois, légère hématurie.

L'exploration métallique dénote la présence d'un calcul de 2 centimètres. On lui fait des instillations au nitrate d'argent.

Le 22. Lithotritie. par M. le professeur Guyon. — A peine quelques gouttes de chloroforme. Après un lavage abondant la vessie est garnie de 200 grammes de liquide. Le lithotriteur passe un peu difficilement, à cause du gros volume de la prostate. Avec un mors fenêtré n° 2, on saisit un calcul de 2 centimètres environ, phosphatique, dont le broiement dure six minutes. Lavage au nitrate et aspiration donnant beaucoup de fragments. Vérification négative. Sonde à demeure enlevée dans la journée par le malade. Durée totale de l'opération : 15 minutes.

Le 23 février. Pas de fièvre. Le malade sort sur sa demande. (Voir la suite de l'observation de ce malade à l'observation n° 24.)

Observation 4.

Louis B..., 75 ans, entré le 26 février 1896, salle Velpeau, lit n° 9.

Depuis 30 ans. le malade a eu une dizaine de crises de coliques néphrétiques suivies de l'émission de petits calculs uriques ; la dernière crise, il y a 6 ans. Depuis 10 ans, quelques hématuries terminales. Il y a 15 jours, hématurie totale, survenue sans cause, plus abondante à la fin des mictions et ayant duré 24 heures. Le malade éprouve de violentes douleurs quand il va en voiture. Les urines sont claires, acides. Canal libre, méat étroit, prostate grosse. Calcul dur, de 3 à 4 centimètres, siégeant à droite. Le malade vide sa vessie qui n'est pas sensible.

29 février. LITHOTRITIE, par M. le professeur GUYON. — Chloroformé à la première période. Méatotomie préalable. La vessie est lavée à l'eau boriquée et garnie de 250 grammes. Lithotriteur n° 3, mors fenêtrés. Gros calcul urique de 3 centimètres et demi de diamètre. Très dur. Broiement : 12 minutes. Pas de contractions vésicales. Évacuation. Lavage au nitrate et aspiration donnant une grande quantité de fragments. Vérification au n° 2. Mors plats, négative. Sonde à demeure. Durée totale de l'opération : 25 minutes.

2 mars. Pas de fièvre. On retire la sonde à demeure,

Le 4. Le malade sort.

OBSERVATION 5.

C..., 44 ans, entré le 25 janvier 1896, salle Velpeau, lit n° 8.

En 1882. Blennorrhagie.

En 1890. Cystite avec fréquence et hématuries terminales.

1896. 26 janvier. Canal : léger hypospadias, méat rétréci, n° 16. Anneau bulbaire n° 14. Vessie : résidu, 50 grammes ; sensibilité à 120 grammes.

9 février. Débritement du méat.

Le 14. Instillation au gaïacol, 2 fois par jour.

Le 17. Exploration métallique. Vessie très sensible. Calcul vésical.

4 mars. LITHOTRITIE, par M. le professeur GUYON. — Chloroforme 3e période. Lavage et mise en tension à 160 grammes. Lithotriteur n° 2, mors fenêtrés. Contractions vésicales déterminant la formation d'une petite cavité à gauche dans laquelle il faut engager les mors du lithotriteur pour trouver le calcul. Petit calcul phosphatique très mou. Broiement rapide, quelques prises seule-

ment. Évacuation, sonde n° 24. Aspiration, sonde à demeure. Durée totale de l'opération : 7 minutes.

Le 6. Pas de fièvre, la sonde est retirée.

Le 7. Le malade sort.

25 avril. Le malade vient consulter à la Terrasse pour de grandes difficultés de la miction causées par l'oblitération du canal par un calcul siégeant dans la fosse naviculaire. Le malade n'a cependant pas eu de coliques néphrétiques, ni de signes de calcul vésical depuis le 4 mars. Incision de la partie inférieure du canal et extraction d'un calcul urique ovalaire de 1 centimètre et demi de grand diamètre.

Exploration vésicale au lithotriteur n° 1, à mors plats : négative.

OBSERVATION 6.

Jean B..., 70 ans, entré le 2 mars 1896, salle Velpeau, lit n° 32. Blennorrhagie il y a 4 ans.

Depuis 4 ans les mictions sont fréquentes et douloureuses.

1894. Décembre. Rétention complète, 2 ponctions.

1895. 26 juin. Castration double pour hypertrophie prostatique.

Décembre. LITHOTRITIE par M. le professeur GUYON. — Prostate souple très étalée, sans relief dans l'urèthre. Sensibilité à la distension : 120. Méatotomie. Broiement d'un calcul phosphatique de 1 centimètre et demi de diamètre.

1896. 6 janvier. Le malade sort.

Depuis 3 semaines, douleurs à la fin de la miction. Les mictions sont fréquentes : toutes les heures. Fréquentes interruptions du jet. Violentes douleurs quand le malade va en voiture. Les urines sont troubles.

4 mars. Examen : canal libre. Vessie se vide. Sensibilité : 120 grammes. Prostate peu saillante. Calcul petit, situé à droite.

Le 7. LITHOTRITIE, par M. le professeur GUYON. — Chloroforme première période. Lavage et mise en tension à 120 grammes. Lithotriteur n° 2, mors fenêtrés. L'anesthésie vésicale est complète. Pas de contractions. Calcul phosphatique de 1 centimètre. Broiement rapide.

Évacuation et aspiration normales. Sonde à demeure. Durée totale de l'opération : 14 minutes.

Le 9. Pas de fièvre. On retire la sonde à demeure.

Le 14. *Vérification* négative. Le malade sort dans l'après-midi.

28 septembre. Nous avons revu le made. Il vide sa vessie, ses urines sont claires.

OBSERVATION 7.

Paul R..., 71 ans, entré le 25 mars 1896, salle Velpeau, lit n° 32.

Syphilis en 1859. Déformation du gland. Plusieurs blennorrhagies.

Il y a 3 ans, uréthrotomie interne.

Depuis 4 mois, mictions fréquentes, plus le jour, douloureuses à la fin.

Depuis 15 jours. mictions très fréquentes, tous les quarts d'heure, exigeant de grands efforts. Tous les soirs, hématurie terminale.

28 mars. Bougie n° 13 donne sensation de calcul. Dilatation.

18 avril. Méatotomie. Uréthrotomie interne avec l'uréthrotome de Civiale. Rétrécissements pénien et bulbaire. 4 incisions.

Le 25. Exploration métallique avec l'explorateur n° 4. Calcul en haut et à droite, s'appuyant sur les parois de la vessie. Calcul peu sonore, phosphatique, de 2 travers de doigt de contact.

Le 26 et jours suivants, dilatation.

1er mai Sonde à demeure.

Le 2. LITHOTRITIE, par M. le professeur GUYON. — La sonde à demeure est retirée au moment de l'opération : chloroforme troisième période. Lavage de la vessie et mise en tension à 140 grammes. Lithotriteur n° 2, mors fenêtrés. Canal très dur à la portion pénienne (la sonde à demeure n'a pas été mise pendant un temps assez long). Élargissement préalable aux Béniqué droits n° 49 à 50. — Le lithotriteur réussit à franchir l'obstacle pénien. Le reste du trajet s'effectue sans la moindre difficulté. La pierre est sentie en haut et à droite. Elle mesure 2 centimètres et demi. Après une première prise. les fragments tombent dans le bas-fond. M. Guyon relève alors le manche du lithotriteur, et fait une centaine de prises dans le bas-fond. La vessie se contracte malgré l'anesthésie complète, et vient se prendre fréquemment entre les mors du lithotriteur. Il n'y a plus que de la poussière dans le bas-fond. M. Guyon broie encore quelques petits fragments en haut et à droite, retenus dans cette position par une contraction vésicale. Durée du broiement: 10 minutes. Évacuation et lavage, sonde métallique n° 26.

Aspiration: donne surtout des fragments quand le bec de la sonde est tourné à droite.

Lavage et vérification aux mors plats n° 2: négative; sonde à demeure n° 20.

Le 3. Pas de fièvre. On retire la sonde à demeure.

Le 8. On replace une sonde à demeure pour amollir le canal.

Le 9. *Vérification*, sans chloroforme. Vessie garnie de 110 grammes de liquide, insensible. Lithotriteur n° 1, mors plats, passe facilement, morceau de 1 centimètre broyé en quelques prises. Évacuation, sonde 22.

Aspiration amène quelques fragments.

Le malade sort.

OBSERVATION 8.

Alexandrine A..., blanchisseuse, 59 ans, entrée le 28 avril 1896, salle Laugier, lit n° 10.

En 1867. Douleurs dans le bas-ventre. La malade ressent de violentes envies d'uriner sans pouvoir les satisfaire. Expulsion d'un calcul de la grosseur d'un pois, à la suite de laquelle les mictions reprennent leur cours normal.

Depuis 1887. Crises de coliques néphrétiques suivies d'expulsions de petits calculs.

1894. Juillet. Phénomènes vésicaux très nets, mictions fréquentes, 20 à 30 dans les 24 heures, douloureuses. Hématuries d'abord après fatigue, puis continues.

1896. 28 avril. *Examen*. Calcul volumineux, contact d'au moins

3 centimètres siégeant en haut. Sensibilité vésicale : 160 grammes. Urines très alcalines au sortir de la sonde. Albumine, 1 gr. 75 à 1 gr. 80 par litre.

6 mai. LITHOTRITIE, par M. le professeur GUYON. — Chloroforme, troisième période. Lavage boriqué. Le calcul est senti en l'air avec la sonde en gomme. Vessie garnie de 150 grammes de liquide. Lithotriteur n° 2, mors fenêtrés. Sous l'influence du lavage, par suite de la distension de la vésicule la pierre est tombée dans la vessie. Le lithotriteur est tenu le manche très en haut. Comme dans les vessies sans bas-fond, le talon du lithotriteur poussé contre la paroi postérieure et la déprimant en bas et en arrière, crée un bas-fond artificiel, champ opératoire dans lequel tombent tous les fragments. Calcul mou à la périphérie, mais très dur au centre. Prises à droite et à gauche. Durée du broiement : 7 minutes. Évacuation, lavage au nitrate d'argent. Aspiration. Vérification avec lithotriteur à mors plats. Prises nouvelles, broiement de 4 minutes.

Évacuation, lavage et aspiration.

Injection vaginale, sonde de Pezzer à demeure, durée totale de l'opération : 25 minutes.

Le 7. Pas de fièvre. Lavage deux fois par jour au nitrate d'argent.

Le 8. On retire la sonde après lavage.

Le 13. *Vérification* négative. Les urines sont acides

Le 20. La malade sort.

OBSERVATION 9.

M..., charbonnier, 45 ans, entré le 30 avril 1896, salle Velpeau, lit n° 25.

Deux blennorrhagies, il y a dix-neuf et vingt-cinq ans. Rhumatisant.

En 1879. Première crise de coliques néphrétiques à gauche. Les crises se reproduisent tous les deux mois environ. Elles ont cessé depuis 1891. Après chaque crise, émission de petits graviers.

1895. Octobre. Douleurs dans le côté droit, analogues aux crises antérieures.

1896. Février. Nouvelle crise de coliques néphrétiques ayant duré cinq à six heures, et ayant reparu, mais avec moins d'intensité, pendant les deux jours qui suivirent.

20 avril. Émission de petits graviers, ayant suivi une crise de coliques néphrétiques du côté gauche.

Le 30. Mictions un peu plus fréquentes le jour, douloureuses à la fin. Jet affaibli, déformé mais non interrompu; urines troubles, légèrement hématuriques. Les douleurs sont exagérées par les cahots et la fatigue.

Examen. — Urèthre, rétrécissement bulbaire, filiforme. Le reste du canal est libre, sauf quelques anneaux.

3 mai. Uréthrotomie interne, sonde à demeure pendant quarante-huit heures. On sent très bien le calcul avec la sonde.

Le 8. Vessie garnie de 60 grammes Exploration métallique, introduction avec la plus grande facilité. Calcul en bas et à droite, mobile et dur, 2 centimètres environ. Sonde à demeure.

Le 9. LITHOTRITIE, par le professeur GUYON. — Chloroforme, première période. On retire la sonde à demeure. Lavage et mise en tension avec 100 grammes de liquide. Lithotriteur n° 2, mors fenêtrés. Pierre molle de 3 centimètres. Pas de bas-fond vésical; mais la vessie étant souple, M. Guyon déprime la paroi postérieure avec le talon de l'instrument, en en tenant le manche élevé pour créer un champ opératoire. Après cinq minutes de broiement, la vessie se contractant violemment, une partie du liquide s'échappe entre le lithotriteur et les parois du canal. Quelques gouttes de chloroforme endorment complètement le malade. Durée du broiement : 8 minutes.

Évacuation, sonde métallique n° 26. Lavage au nitrate d'argent. Débris uriques et phosphatiques. Aspiration et lavage. Vérification par M. le Dr Chevalier. Lithotriteur n° 2, mors plats : négative. Durée totale de l'opération : 25 minutes. Sonde à demeure.

Le 11. Pas de fièvre, la sonde à demeure est retirée.

Le 13. *Vérification*. Lithotriteur n° 1, mors plats : négative. Aspiration, donne quelques débris uriques.

Le 14. Le malade sort.

OBSERVATION 10.

L...., boucher, 60 ans, entre le 30 avril 1896, salle Velpeau, lit n° 11.

En 1890. Le malade fut pris de fréquence des mictions.

En 1891. Première hématurie, survenue après fatigue et s'étant répétée plusieurs fois depuis cette époque.

1er mai. *État actuel* : Mictions toutes les heures le jour, cinq ou six fois la nuit, peu douloureuses. Urines abondantes : 4 litres, troubles.

Examen : Urèthre libre. Vessie : résidu, 300 grammes.

Prostate très congestionnée, énorme.

Sonde à demeure et lavage au nitrate d'argent.

Le 8. *Exploration métallique*. Prostate longue. Vessie sensible à 40 grammes (le malade venait d'être lavé au nitrate d'argent), calcul senti à gauche, volumineux, se tenant à la partie postérieure de la vessie et en haut. Contact difficile à apprécier, à cause de la sensibilité vésicale.

Le 15. Les urines se sont modifiées : de 4 litres, la quantité est tombée à 2.500 centimètres cubes. Pas de sucre; 30 à 40 centigrammes d'albumine par litre. Les urines sont moins purulentes.

Sonde à demeure.

Le 16. LITHOTRITIE, par M. le professeur GUYON. — Chloroformisation difficile : le malade, très obèse, se congestionne facilement. Lavage boriqué. La vessie se laisse assez facilement distendre. On la garnit de 120 gr. de liquide. Lithotriteur n° 2, mors fenêtrés. Introduction difficile à cause du volume de la prostate. Nécessité d'une manœuvre prépubienne puissante. Le lithotriteur est enfoncé jusqu'au manche. Il faut déprimer la verge pour pouvoir atteindre le fond de la cavité vésicale. Le calcul, grâce à son volume, est maintenu en l'air par les parois vésicales.

Première prise de 3 centimètres et demi. Deuxième prise de 4 centimètres et demi. Malgré le volume de la prostate, le malade n'a pas de bas-fond vésical qui serve de champ opératoire, car sa prostate est large et étalée, et s'étend loin sur la paroi inférieure de la vessie. Il faut tenir le lithotriteur en bas, le manche entre les jambes du malade, pour atteindre les fragments qui restent suspendus. Une fois les fragments broyés d'une façon assez complète, M. Guyon relève le manche de l'instrument et déprime la paroi postérieure avec le talon du lithotriteur pour se créer un champ opératoire où les fragments se collectent. Le broiement dure 17 minutes.

Évacuation, sonde n° 26. L'écoulement se fait mal, un des yeux de la sonde restant dans la traversée prostatique. Ce lavage donne cependant beaucoup de fragments. Aspiration : quelques fragments uriques. Vérification : lithotriteur n° 2, mors plats. Quelques petits fragments sont saisis en refoulant la partie postéro-inférieure de la paroi. Sonde à demeure n° 22.

Durée totale de l'opération : 40 minutes.

Le 20. On retire la sonde à demeure.

Le 21. Le malade a eu un violent accès de fièvre. On replace la sonde à demeure pendant quarante-huit heures.

Le 23. *Vérification.* Vessie toujours sensible. Chloroforme troisième période. La vessie ne se contracte pas et se laisse facilement garnir de 120 grammes de liquide.

Un lithotriteur n° 2, mors plats, franchit difficilement la traversée prostatique. 2 ou 3 petits fragments sont broyés. Aspiration.

Lavage au nitrate d'argent 2 fois dans la journée.

Le 25. Le malade sort.

OBSERVATION II.

L..., employé, 63 ans, entré le 12 mai 1896, salle Velpeau, lit n° 7.

Il y a dix-huit mois, le malade ressentit de violents besoins d'uriner en montant à cheval. Ces besoins impérieux devinrent continus, exaspérés surtout après la moindre fatigue.

Il y a un an, le malade consulta à Sétif (Algérie), où l'on reconnut la présence d'un calcul vésical.

13 mai. Mictions fréquentes et douloureuses. Jet souvent interrompu. Urines troubles avec sédiments abondants. Jamais d'hématuries.

Enflure des jambes, arythmie cardiaque, roulement présystolique.

Le 14. *Examen*, par M. le professeur Guyon. — Canal assez étroit. Explorateur métallique n° 4. Calcul senti à l'entrée : 4 à 5 centimètres de diamètre. La cyanose de la face, due à la lésion cardiaque, fait cesser l'exploration.

L'examen médical dénote de l'artériosclérose généralisée, de l'arythmie cardiaque et l'existence probable d'une néphrite interstitielle avec insuffisance rénale. On met le malade au régime lacté et à la théobromine à la dose de 2 grammes par jour.

Le 23. Lithotritie, par M. le professeur Guyon. — L'état du malade, quoiqu'amélioré, rend la chloroformisation difficile ; on est obligé de soulever la tête du malade à cause de la cyanose du visage. Méatotomie. La portion membraneuse résiste au passage du lithotriteur. Dilatation immédiate : sonde n° 26 de la filière Charrière. Vessie garnie de 150 grammes de liquide. Première prise en haut dépasse 5 centimètres. Deuxième prise, en haut également, de 3 centimètres. Les fragments tombent dans le basfond. La pierre est très dure. M. Guyon est obligé de se servir à plusieurs reprises du marteau pour produire un ébranlement moléculaire qui lui permette de broyer les fragments. Le broiement dure quatorze minutes. Lavage sonde métallique n° 26. L'aspiration se fait mal. Le malade n'étant pas assez endormi, la vessie se contracte sur la sonde et en bouche les yeux. Lavage.

Vessie garnie de 120 grammes. Vérification avec un n° 2, mors plats. Près du col se trouve un nid de petits fragments. Broiement : 10 minutes. L'aspiration donne beaucoup de débris. Lavage et sonde à demeure.

Durée totale de l'opération : 40 minutes.

Le 26. Le malade n'a pas eu de fièvre. On retire la sonde à demeure.

8 juin. Il reste encore quelques fragments, mais il est impossible de songer à faire le broiement dans l'état où se trouve le malade. Il passe dans un service de médecine.

OBSERVATION 12.

C..., journalier, 44 ans, entré le 19 mai 1896, salle Velpeau, lit n° 21.

Il y a huit ans, en urinant, le malade fut pris d'une violente douleur dans la verge en même temps qu'il vit le jet d'urine s'arrêter brusquement. Depuis il a des envies continuelles d'uriner et d'aller à la selle, et il ressent de vives douleurs quand il marche beaucoup et qu'il va en voiture.

Depuis un mois, les douleurs sont encore plus violentes, et les urines sont troubles. Les mictions sont fréquentes : toutes les heures le jour, autant la nuit, douloureuses à la fin.

22 mai. L'examen dénote la présence de deux calculs. Prostate normale, canal libre. La vessie n'est pas sensible à la distension.

30 mai. LITHOTRITIE, par M. le professeur agrégé ALBARRAN. — Chloroforme 3e période. Lavage et mise en tension à 250 grammes. — Lithotriteur n° 3, mors fenêtrés. La traversée uréthrale est facile. Le lithotriteur donne la sensation de deux calculs de deux centimètres de diamètre situés contre le col. La vessie possède un léger bas-fond qui forme champ opératoire. Durée du broiement : 7 minutes. Évacuation et lavage avec une sonde métallique n° 26. L'apiration donne beaucoup de fragments. Vérification négative avec un lithotriteur n° 2, mors fenêtrés. Sonde à demeure n° 21.

Durée totale de l'opération : 20 minutes.

2 juin. Le malade n'a pas eu de fièvre, on retire la sonde à demeure.

Le 3. Le malade sort.

OBSERVATION 13.

Marie R..., 33 ans, couturière, entrée le 7 avril 1896, salle Laugier, n° 2.

Réglée à 11 ans, irrégulièrement, la malade a eu trois enfants. Elle a subi deux curettages pour une métrite hémorrhagique.

En juillet 1893 elle fut opérée d'une ovariotomie double par M. le professeur Hartmann. Elle fut sondée à la suite de son opération et présente depuis des phénomènes de cystite durant depuis deux ans et demi.

État actuel. — La vessie est douloureuse à la pression abdominale. Les mictions sont fréquentes : toutes les heures et demi le jour, 8 à 10 fois la nuit. Elles sont douloureuses. Les urines sont troubles. On fait à la malade des instillations au nitrate d'agent, devant les douleurs qu'elles occasionnent on les remplace par des instillations de gaïcol alternant avec du sublimé à 1 p. 5000.

8 mai. Examen bactériologique négatif au point de vue de la présence du bacille de Koch.

2 juin. En introduisant l'instillateur, sensation de frottement déterminant une vive douleur.

Le 3. *Examen* par M. le professeur agrégé Albarran. L'explorateur métallique dénote la présence d'un calcul mou, peu volumineux, accolé à la paroi latérale droite de la vessie.

Le 6. LITHOTRITIE, par M. le professeur agrégé ALBARRAN. — Chloroforme à la 3ᵉ période. Lavage à l'eau boriquée. Vessie garnie de 200 grammes de liquide. Lithotriteur n° 2, fenêtré. Vessie très irrégulière. Le calcul n'est pas senti après plusieurs recherches. Diminution de la quantité de liquide à 120 grammes. Calcul en partie enchatonné, accolé à la paroi droite. Il est pris et porté dans le bas-fond pour être broyé. Il a 2 centimètres de diamètre et est phosphatique. Broiement de 4 minutes pendant lequel M. Albarran éprouve la sensation d'un engorgement constant du lithotriteur. L'instrument, une fois retiré, a gardé entre les mors 2 fils de soie plate à ligatures, entourés de dépôts phosphatiques. Lavage : vessie distendue avec beaucoup de force, garnie de 150 grammes. L'aspiration donne beaucoup de fragments. Lavage. Vérification négative.

Le 9. M. le professeur Hartmann a eu l'obligeance de nous donner les renseignements suivants : il a opéré cette malade à l'hôpital Bichat, d'une salpingite double s'étant ouverte dans le rectum et beaucoup plus développée à droite. Le volume et la friabilité de la tumeur de ce côté ont nécessité plusieurs ligatures. Pas de lésion de la vessie avant ou pendant l'opération. Il a en outre soigné en 1894 cette malade pour cystite accompagnée de vaginite blennorrhagique.

Le 12. Les suites de lithotritie ont été excellentes. La malade n'a pas eu de fièvre. Elle sort ce jour-là.

Le 18. La malade revient pour se faire examiner au cystoscope. L'examen fut pratiqué dans le service, par M. le Dr Michon qui a bien voulu nous en communiquer le résultat : pas de trace de cicatrice sur la paroi latérale droite. Au sommet de la vessie, ligne rougeâtre analogue à une cicatrice de taille hypogastrique. La malade ne souffre plus. Les mictions sont normales.

OBSERVATION 14.

Joseph P..., marchand de vins, consultation de la Terrasse.

En 1892. Le malade vint consulter à la salle de la Terrasse. Depuis dix-huit ans, le malade a eu des crises de coliques néphrétiques à intervalles irréguliers, suivies de l'expulsion de petits calculs phosphatiques. Les mictions sont fréquentes, toutes les heures le jour, trois ou quatre fois les nuits. Les urines sont troubles.

1892. 13 février. Lithotritie faite dans le service. Calcul phosphatique. Le malade sort le même jour, sur sa demande.

1894. 30 avril. Le malade vient à la consultation de la Terrasse, accusant de violentes douleurs vésicales quand il se fatigue. L'exploration métallique dénote la présence d'un petit calcul phosphatique qui fut broyé, séance tenante, par M. le professeur Guyon. Le malade rentre chez lui sitôt l'opération.

1896. 13 juin. Le malade revient à la consultation de la Terrasse. Il a eu, il y a un mois, plusieurs crises de coliques néphrétiques suivies d'élimination de calculs phosphatiques par l'urèthre. Les urines sont troubles.

L'examen, par M. le professeur agrégé Albarran, dénote la présence d'un petit calcul phosphatique.

Lithotritie pratiquée, séance tenante, par le professeur agrégé Albarran. — Pas de chloroforme. La vessie est garnie de 250 gram. d'eau boriquée. Lithotriteur n° 2, mors fenêtrés. Calcul phosphatique de 1 centimètre de diamètre. La vessie, assez sensible, se contracte plusieurs fois pendant le broiement, bien que le malade n'accuse pas de douleurs. Durée du broiement : 2 minutes.

Évacuation et lavage, sonde métallique n° 25.

L'aspiration donne des fragments assez nombreux.

Durée totale de l'opération : 12 minutes.

Le malade rentre chez lui une demi-heure après l'opération.

Observation 15.

Jean M..., 75 ans, homme de peine, entré le 10 juin 1896, salle Velpeau, lit n° 11.

Antécédents héréditaires. — Père calculeux.

Le malade rend du sable depuis 20 ans, sans avoir jamais eu de coliques néphrétiques.

1884. Janvier. Lithotritie par M. le professeur Guyon.

1887. Le malade rend du sable.

1895. Janvier. Le malade vient consulter à la Terrasse. Deux jours avant, il a rendu spontanément un petit calcul. La vessie est sensible. On lui fait des instillations de nitrate d'argent à 1/100.

1896. 11 juin. Les mictions sont douloureuses, surtout après la marche ou quand le malade est fatigué. Elles sont fréquentes, 15 à 20 fois le jour, 10 fois la nuit. Le malade a eu plusieurs hématuries initiales de la valeur d'un verre à bordeaux.

Examen. — Canal libre, 25. Vessie sensible à 40 grammes. contenant un calcul urique. Prostate : côté droit plus développé que le gauche et scléreux. On fait au malade des instillations de nitrate d'argent 1/100.

Le 13. Lithotritie, par M. le professeur agrégé Albarran. — Chloroforme à la 3ᵉ période. La vessie est garnie de 250 grammes de liquide, car la présence de colonnes et de cellules exige une mise en tension assez considérable. Lithotriteur n° 2, mors fenêtrés. Le calcul est difficile à trouver. On le rencontre à droite et contre le col. Il mesure 2 centimètres de diamètre. On le transporte dans le bas-fond pour le broyer. Le broiement est difficile, car le calcul est très dur. Durée : 6 minutes.

L'évacuation et le lavage donnent peu de fragments à cause de la disposition en colonnes de la vessie. La vessie est garnie de 200 grammes de la solution de nitrate d'ar..at à 1/1000. L'aspiration déplissant la paroi vésicale grâce à la ...on qu'elle produit, permet d'évacuer une grande quantité de fragments. Vérification négative. Durée totale de l'opération : 18 minutes. Sonde à demeure.

Le 15. Pas de fièvre. La sonde est retirée. L'état général est excellent.

Le 20. *Vérification* négative, le malade sort.

Observation 16.

L...., 55 ans, mécanicien, entré le 17 juin 1896, salle Velpeau, lit n° 22.

Il y a sept ans, le malade eut une première crise de coliques néphrétiques, qui s'est répétée plusieurs fois depuis. Ces coliques ont été suivies de l'émission de petits calculs rougeâtres.

Depuis deux ans, les crises ont cessé. Le malade n'avait jamais eu d'hématurie.

Il y a six semaines, hématurie totale le soir en se couchant ; hématurie avec caillots. Cette hématurie a duré 3 mictions et s'est arrêtée le lendemain vers midi.

Depuis, les mictions sont fréquentes, toutes les heures, douloureuses à la fin. Ce malade éprouve de vives douleurs quand il va en omnibus. Les urines sont légèrement troubles.

Le 18. *Examen par M. le professeur agrégé Albarran.* — Canal libre. Vessie sensible, garnie de 50 grammes de liquide. On sent avec l'explorateur métallique, un premier calcul dur, peu volumineux, situé à droite et en haut, et un second calcul dur, petit, situé à gauche.

Le 20. LITHOTRITIE, par M. le professeur agrégé ALBARRAN. — Chloroforme 3e période. Vessie garnie de 300 grammes de liquide. Lithotriteur n° 2, mors fenêtrés. Prise à droite d'un calcul de 1 centimètre et demi de diamètre. Broiement effectué dans le bas-fond. Prise à gauche d'un deuxième calcul de même dimension. Le broiement dure en tout 4 minutes. Le lavage ramène une grande quantité de poussière urique. L'aspiration donne quelques petits fragments. Vérification négative.

Durée totale de l'opération : 16 minutes.

Sonde à demeure.

Le 22. Le malade n'a pas eu de fièvre. On retire la sonde à demeure.

Le 24. Le malade sort.

OBSERVATION 17.

G..., charpentier, 60 ans, entré le 18 juin 1896, salle Velpeau, lit n° 15.

Blennorrhagie il y a trente-quatre ans.

Il y a un an, crise de douleurs vésicales à gauche ayant duré sept à huit jours.

Le malade n'a jamais eu d'hématurie.

Actuellement, les mictions sont fréquentes, toutes les heures le jour, 7 à 8 fois la nuit. Elles sont difficiles, douloureuses quand le malade a fatigué. Les courses en omnibus provoquent de violentes douleurs dans le bas-ventre. .

20 juin. *Examen*. — Canal libre, vessie normale, pas sensible. Calculs multiples. Les urines sont claires.

Le 26. LITHOTRITIE, par M. le professeur agrégé ALBARRAN. — La vessie est garnie de 300 grammes de liquide. Le canal est dur et se laisse difficilement franchir par la sonde. Lithotriteur n° 2, mors fenêtrés. Dans le bas-fond vésical, on saisit un calcul de 1 centimètre qui est broyé, puis un second calcul de 1 centimètre et demi ; puis un troisième calcul de 1 centimètre. Le broiement total dure 7 minutes. Évacuation, sonde métallique n° 25. La vessie est garnie de 180 grammes de solution de nitrate d'argent à 1 p. 1000. L'aspiration donne beaucoup de fragments.

Vérification immédiate, négative.

Durée totale de l'opération 23 minutes.

Sonde à demeure.

Le 28. Le malade n'a pas eu d'élévation de température. On retire la sonde.

4 juillet. *Vérification* négative.

Le 8 juillet. Le malade sort.

OBSERVATION 18.

Jean N..., employé de commerce, 59 ans, entré le 24 juin 1896, salle Velpeau, lit n° 19.

Blennorrhagie avec orchite gauche il y a 30 ans. Depuis 20 ans, les mictions sont difficiles et douloureuses.

1895. Juillet. Méatotomie pratiquée à la Terrasse. Dilatation aux Béniqué droits. Instillations et lavages au nitrate d'argent. Pas de calcul senti à cette époque.

Depuis, les mictions sont assez fréquentes, toutes les 2 heures. Elles ne provoquent aucune douleur. Le malade se sonde deux fois par jour, pour vider son bas-fond vésical.

1896. 12 juin. A la suite d'une fatigue, le malade eut une hématurie totale, se reproduisant à chaque miction, ayant duré jusqu'au 18 juin, et n'ayant disparu que par le repos.

Le 26. *Examen*, par M. le professeur agrégé Albarran. — Méat étroit, canal libre dans le reste de son étendue. Prostate moyenne, vessie : résidu, 500 grammes. L'exploration métallique dénote la présence d'un calcul de 2 centimètres environ.

Le 28. Méatotomie. Une bougie n° 25 passe facilement.

2 juillet. Sonde à demeure.

Le 4. Lithotritie, par M. le professeur agrégé Albarran. — Lavage sonde n° 22. La vessie est garnie de 280 grammes de liquide. Lithotriteur n° 2, mors fenêtrés. Prise d'un calcul à droite de 2 centimètres de diamètre. En remuant le lithotriteur, on sent un autre calcul qui paraît moins volumineux. Ces calculs sont phosphatiques, leur broiement s'effectue facilement, mais il faut tenir le lithotriteur presque vertical, le manche très en haut, à cause de la profondeur du bas-fond vésical.

Durée du broiement : 4 minutes.

Évacuation, sonde métallique n° 25. Le lavage donne beaucoup de poussière blanchâtre.

Vessie garnie de 250 grammes de liquide. Aspiration. Vessie garnie de 240 grammes ce liquide. Vérification au lithotriteur n° 2, mors plats : négative.

Sonde à demeure.

Le 6. Le malade n'a pas eu de fièvre. On retire la sonde.

Le 11. *Vérification*. La vessie est garnie de 300 grammes de liquide. Négative.

Le 12. Le malade sort.

Observation 19.

Jean C..., 79 ans, entré le 30 juin 1896, salle Velpeau, lit n° 22. Coliques néphrétiques depuis 34 ans.

1892. Lithotritie. Petits calculs multiples.

1894. Mai. Lithotritie. Calculs phosphatiques.

Depuis 6 mois, mictions fréquentes; toutes les demi-heures, douloureuses à la fin. Pas d'hématurie. pas de douleurs à la marche ni à la fatigue. Les urines sont troubles.

1er Juillet. *Examen.* — Canal libre. Traversée prostatique longue. Calcul senti dès l'entrée de la sonde. Vessie très sensible à la distension : 40 grammes. L'exploration métallique dénote la présence d'un calcul mou, assez volumineux.

Le 2. Instillation au nitrate d'argent répétée tous les jours. La vessie se laisse distendre de plus en plus facilement.

Le 11. LITHOTRITIE, par le professeur agrégé ALBARRAN. — Chloroforme 3e période. La vessie se laisse facilement distendre à 200 grammes de liquide. On la garnit de 120 grammes. Lithotriteur n° 2, mors fenêtrés. Traversée prostatique longue. Bas-fond vésical dans lequel on trouve un calcul de 3 centimètres et demi de diamètre. Un mouvement d'oscillation imprimé au lithotriteur dénote la présence d'un deuxième calcul. Calculs phosphatiques. Sur la paroi latérale gauche de la vessie, se trouve une colonne divisant la partie correspondante du bas-fond en 2 loges, une antérieure, l'autre postérieure, dans lesquelles tombent les fragments. Durée du broiement : 6 minutes.

Évacuation et lavage. La vessie est garnie de 120 grammes de solution de nitrate d'argent à 1 p. 1000. L'aspiration fait saigner la vessie. Au cours de cette manœuvre, la paroi vésicale vient à plusieurs reprises s'appliquer contre les yeux de la sonde. Il suffit de faire mouvoir le bec de la sonde pour que l'opération reprenne son cours. Évacuation et lavage. Vérification négative. Durée totale de l'opération : 20 minutes.

Sonde à demeure.

Le 13. On retire la sonde. Le malade n'a pas eu de fièvre. Il éprouve simplement des envies un peu fréquentes d'uriner.

Instillation au nitrate d'argent à 1 p. 100.

Le 20. Les mictions sont normales. Les urines claires. Le malade sort.

OBSERVATION 20.

Adolphe C...., peintre, 66 ans, entré le 3 juillet 1896, salle Velpeau, lit n° 13.

Blennorrhagie à l'âge de 20 ans. Rhumatismes depuis 28 ans. Jamais de coliques néphrétiques.

Depuis 4 mois, hématuries totales, survenant après fatigue. Le malade ressent de vives douleurs quand il va en voiture ou en omnibus. Ces douleurs s'accompagnent d'émissions d'urines sanglantes. Interruptions du jet fréquentes. Les urines sont claires. Les mictions sont fréquentes, 15 à 20 fois par jour, 3 fois la nuit.

4 juillet. *Examen* — Canal libre : 24. Prostate grosse. Vessie sensible à 250 grammes, saigne facilement. L'exploration métallique dénote la présence d'un gros calcul urique et d'autres plus petits.

Le 18. LITHOTRITIE, par le professeur agrégé ALBARRAN. — Chloroforme troisième période. Lavage de la vessie qui est garnie de 120 grammes. Lithotriteur n° 2, mors fenêtrés. Le passage de l'instrument se fait facilement, mais la vessie se contracte sur lui dès son entrée, et chasse une partie du liquide entre le lithotriteur et la paroi uréthrale. Saisie d'un calcul de 2 centimètres. On entend le cliquetis d'autres pierres. La vessie se contracte à nouveau. La quantité de liquide n'est plus suffisante pour pratiquer le broiement. L'anesthésie étant plus complète, on regarnit la vessie de 200 grammes de liquide. Le lithotriteur est réintroduit. Dans une loge à droite, premier calcul de 1 centimètre et demi, broyé sans bouger les mors de l'instrument. Le calcul est dur et crie sous la pression des mors. Dans le bas-fond, deuxième calcul de 2 centimètres. Plusieurs gros fragments (ou calculs) sont broyés ensuite. Durée du broiement : 12 minutes.

Évacuation et lavage, sonde métallique n° 26.

L'aspiration, faite avec 200 grammes de liquide, donne un grand nombre de fragments. La vessie est regarnie, après évacuation et lavage, de 180 grammes d'eau boriquée. Vérification au lithotriteur n° 2, mors fenêtrés. Prise d'un calcul de deux centimètres, à droite, caché par une colonne de la vessie.

Broiement : 4 minutes. Lavage et aspiration.

Vérification aux mors plats n° 3, négative.

Durée totale de l'opération : 28 minutes. Sonde à demeure.

Le 20. Le malade n'a pas eu de fièvre. Il ressent quelques douleurs dans la verge. On retire la sonde à demeure.

Le 24. Le malade sort.

OBSERVATION 21.

Jules D..., marchand de beurre, 50 ans, entré le 22 juillet 1896, salle Velpeau, lit n° 15.

Pas de blennorrhagie. Jamais de coliques néphrétiques.

1888. Première lithotritie.

1890. Deuxième lithotritie.

1893. Troisième lithotritie.

Depuis, le malade a rendu plusieurs fois de petits calculs phosphatiques.

Il y a trois mois, le malade sentit un calcul ayant tendance à s'engager dans l'urèthre. Plusieurs fois, interruption brusque du jet qui ne reprend que si le malade change de position. Jamais d'hématurie.

Il y a cinq jours, en faisant une course en voiture le malade ressentit de violentes douleurs qui le déterminèrent à entrer à l'hôpital.

Les mictions sont fréquentes, toutes les heures, peu douloureuses.

22 juillet. *Examen.* — Canal libre, grosse prostate. Bas-fond considérable.

Le 25. LITHOTRITIE, par M. le professeur agrégé ALBARRAN. — Chloroforme 3ᵉ période. Grand lavage de la vessie. Mise en tension à 300 grammes. Lithotriteur n° 2, mors fenêtrés. Le calcul est saisi au centre du bas-fond. Il mesure environ un centimètre et demi de diamètre. Il est dur, urique, avec croûte phosphatique.

Broiement : 3 minutes.

Évacuation. Sonde métallique n° 26. Le lavage donne issue à beaucoup de fragments.

L'aspiration donne peu de résultats.

Vérification, lithotriteur n° 2, mors plats, négative.

Durée totale de l'opération : 20 minutes.

Sonde à demeure.

Le 28. Le malade ressent quelques douleurs vésicales quand le besoin d'uriner se fait sentir. On retire la sonde à demeure et on fait des instillations au nitrate d'argent à 1 p. 100.

6 août. Les mictions sont normales, les douleurs ont disparu. Le malade sort.

Observation 22.

A.... journalier, entré le 13 août 1896, salle Velpeau, lit n° 20.

Le malade entre pour fréquence des mictions. Il y a deux ans, il a commencé à pisser de petits graviers sans que les émissions d'urines en soient troublées. Jamais de coliques néphrétiques. Plusieurs ...ématuries totales à la suite de fatigues, cessant au repos.

Les mictions sont fréquentes jour et nuit, surtout le jour. Interruptions du jet accompagnées de vives douleurs. Les urines sont troubles.

14 août. *Examen*. — Urèthre libre, prostate moyenne. Vessie : capacité, 160 grammes. A l'exploration métallique : calculs uriques multiples. Rien du côté des reins.

Le 17. Émission d'un calcul du volume d'une noisette, sans douleurs. On fait au malade des instillations de nitrate d'argent.

Le 20. Lithotratie, par M. Escat, interne du service. — Chloroforme 3° période. Lavage et mise en tension à 180 grammes. Lithotriteur n° 2, mors fenêtrés. Légère effraction du canal à la paroi supérieure, dans la région bulbaire, au moment de l'abaissement. Le lithotriteur introduit du côté gauche s'engage sans difficultés. Calculs uriques multiples, d'un diamètre de 1 centimètre au maximum. Durée du broiement : 16 minutes.

Lavage et aspiration.

Sonde à demeure.

Durée totale de l'opération : 30 minutes.

Le 21. Urines claires. Le canal a saigné légèrement, on enlève la sonde à demeure. Pas de fièvre.

Le 22. Expulsion de petits fragments.

Le 23. *Vérification*. Difficultés pour le passage du lithotriteur. L'instrument ne peut être introduit qu'en suivant la paroi gauche et sans relever le bec. Le canal saigne un peu. Broiement de plusieurs fragments. L'aspiration révèle la présence d'un dernier fragment dont on remet le broiement à cause de l'état du canal. Sonde à demeure.

Le 24. Les urines sont claires. Le malade n'accuse pas de douleurs. Pas d'élévation de température.

Le 26. On enlève la sonde à demeure. On ramène des fragments avec la sonde.

Le 29. Le malade sort.

OBSERVATION 23.

L...., 50 ans, voyageur, entré le 4 septembre 1896, salle Velpeau, lit n° 10.

Blennorrhagie à l'âge de 15 ans.

Opéré il y a trois ans d'un calcul phosphatique par M. le Dr Bazy. Le malade a eu depuis son opération quelques crises de douleurs de reins suivies d'émissions de graviers. Depuis trois mois, mictions fréquentes, surtout le jour, douloureuses quand le malade est fatigué.

6 septembre. *Examen*. — Urèthre : quelques brides bulbaires. Vessie assez sensible. Exploration métallique : calcul petit, dur.

On fait au malade des instillations au nitrate d'argent.

Le 8. Dilatation Béniqué n° 50.

Lavage au nitrate d'argent.

Le 10. LITHOTRITIE, par M. PASTEAU, interne du service. — Chloroforme à la 3e période. La chloroformisation est difficile. Le malade, très obèse, se congestionne facilement. Lavage de la vessie. Mise en tension à 150 grammes. Lithotriteur n° 2, mors fenêtré. Le passage de l'instrument se fait sans difficultés.

Prise d'un petit calcul urique de 1 centimètre de diamètre. Broiement : 4 minutes. Lavages : beaucoup de fragments. Aspiration : peu de fragments, un peu de sang.

Vérification négative.

Sonde à demeure.

Durée totale de l'opération : 15 minutes.

Le 11. Le malade ressent de vives douleurs dans la vessie. Lavage au nitrate d'argent à 1/1000.

Le 12. On retire la sonde à demeure après un lavage au nitrate d'argent.

Le 14. On fait au malade des instillations au nitrate d'argent à 1/100.

Le 17. *Vérification* négative. Le malade sort.

OBSERVATION 24.

Antoine D..., 72 ans, entré le 3 septembre 1896, salle Velpeau, n° 2.

(Voir le début de la maladie à l'observation n° 3.)

Depuis le mois d'août 1896, les envies d'uriner sont fréquentes, toutes les heures. Le malade est obligé de se sonder. Pas d'hématuries.

4 septembre. Un calcul est senti avec une sonde en gomme. L'exploration métallique ne peut se faire à cause de la sensibilité de la vessie.

Le 8. Vessie sensible à 50 grammes.

On fait au malade des instillations de nitrate d'argent à 1/100 suivies, à deux heures de distance, de la mise d'une sonde à demeure.

Le 11. Vessie sensible à 80 grammes.

Le 12. LITHOTRITIE, par M. le professeur agrégé ALBARRAN. — Chloroforme à la 3e période. Lavage et mise en tension de la vessie à 90 grammes. Lithotriteur n° 2, mors fenêtrés. Prise d'un gros calcul de 3 centimètres, phosphatique. Broiement : 5 minutes. Évacuation. Lavage : beaucoup de fragments. Aspiration, peu de fragments. Lavage et mise en tension à 100 grammes de liquide.

Vérification négative.

Sonde à demeure.

Durée totale de l'opération : 18 minutes.

Le 14. Les urines sont claires. Le malade n'a pas eu d'élévation de température.

Le 16. On retire la sonde à demeure.

Le 17. Le malade sort.

OBSERVATION 25.

Charles G..., pâtissier, 21 ans, entré le 26 septembre 1896, salle Velpeau, lit n° 10.

1893. Opéré à l'hôpital International, d'une hernie inguinale qui a longtemps suppuré. Ce malade a été soigné dans le service en octobre 1895 pour une cystite probablement bacillaire. On lui fit des installations de sublimé à 1 p. 500 qui amenèrent bientôt une amélioration sensible. En décembre 1895 le malade eut de nouveau des mictions fréquentes et douloureuses, s'accompagnant d'hématuries terminales, quelquefois totales quand il était fatigué. A cette époque, M. le Dr Chevalier pratiqua l'exploration métallique, mais sans trouver de calcul. On l'avait senti avec un explorateur en boule.

Depuis 3 semaines, le malade éprouve de violentes douleurs à la marche, il ne peut supporter aucun mouvement brusque.

Il y a 4 jours, hématurie survenue à la suite d'une fatigue.

27 septembre. *Examen*, par le M. le Dr Chevalier. — Canal libre, induré à la portion périnéale. Vessie : capacité, 240 grammes. L'exploration métallique dénote la présence d'un calcul dur, ayant un diamètre approchant 2 centimètres et demi.

2 octobre. LITHOTRITIE, par M. le professeur agrégé ALBARRAN. — Chloroforme 3e période. La vessie est lavée abondamment, puis garnie de 300 grammes de liquide. Lithotriteur n° 2, mors fenêtrés. Méat un peu étroit. Le lithotriteur passe difficilement. Saisie d'un

calcul phosphatique de 3 centimètres. Après quelques prises, sensation d'un objet élastique pris entre les mors du lithotriteur, et les empêchant de se refermer complètement. Avant de continuer le broiement, M. Albarran tient à se rendre compte de la cause de cet engorgement. Il retire le lithotriteur, mais les mors ne pouvant se fermer complètement, le bec du lithotriteur ne peut franchir le méat. Il fait une incision du méat avec un bistouri et sort le lithotriteur. Tassés et comprimés entre les dents du mors de la branche femelle, se trouvent 2 fils de soie plate, grosse, qui sont l'origine du calcul phosphatique et qui ont dû passer dans la vessie à la suite de la suppuration qui a suivi la cure radicale qu'a subie le malade en 1893.

1ʳᵉ prise du broiement. Le méat saigne assez fort.

Durée totale du broiement : 10 minutes. Évacuation, lavage, aspiration : beaucoup de fragments.

Vérification, vessie garnie de 250 grammes de liquide, négative.

Durée totale de l'opération : 19 minutes.

Sonde à demeure.

Le 4. Le malade n'a pas eu d'élévation de température.

Le 5. On retire la sonde à demeure. Le malade a encore quelques douleurs dans la verge et dans le gland.

Le 10. Les mictions sont normales, les urines claires. Le malade sort de l'hôpital.

OBSERVATION 26.

Constant M..., cuisinier, 54 ans, entre le 14 octobre 1896, salle Velpeau, lit n° 1.

Depuis sept ans, le malade a des difficultés de la miction, et a rendu à plusieurs reprises des graviers phosphatiques.

1896. Avril. Crise de coliques néphrétiques des 2 côtés.

30 septembre. Hématurie après un voyage en chemin de fer. Cette hématurie fut totale, avec caillots. Les urines sont purulentes, bien qu'il n'y ait pas eu de cause d'infection directe, ni blennorrhagie, ni cathétérisme.

Depuis cette époque, le malade a eu à diverses reprises de violents élancements dans le bas-ventre, surtout lorsqu'il marche ou va en voiture.

Besoins fréquents d'aller à la selle.

Quelques arrêts brusques du jet.

Le malade est atteint de bronchite chronique ancienne avec dilatation des bronches.

15 octobre. *Examen*, par M. le professeur agrégé Albarran. — Urèthre : quelques anneaux. Vessie : résidu, 700 grammes. Exploration métallique. Calcul de 3 centimètres environ. Urines légèrement ammoniacales et troubles.

Le 16. A la suite de l'exploration, le malade a fait une ascension thermique, 39°,2. On met une sonde à demeure.

Le 21. Lithotritie, par M. le professeur Guyon. — Chloroforme à la reine. Antisepsie du méat. Sonde béquille n° 22. Lavage vésical abondant. Vessie garnie de 160 grammes de liquide. Lithotriteur n° 2 fenêtré. Vessie peu profonde. A droite, rien. A gauche, première prise de 2 centimètres. Deuxième prise de 2 centimètres et demi. Croûte phosphatique sur un centre urique. Au bout de quelques prises, les mors du lithotriteur étant engorgés, M. Guyon fait, avec le marteau, quelques légères percussions sur le manche de l'instrument. Le malade ne dort pas et répond aux diverses questions de M. Guyon. Prise de 3 centimètres d'un noyau dur. Un certain nombre d'autres prises sont faites de fragments de moins en moins considérables. Une série de percussions légères exercées sur le bassin, le lithotriteur étant ouvert, ne donnent pas de nouvelles prises de fragments. Recherches le long du col, le manche du lithotriteur étant relevé à cause du bas-fond considérable. Quelques fragments.

Durée totale du broiement : 14 minutes.

Évacuation, sonde métallique n° 26. Vessie garnie de 200 grammes de liquide. Aspiration. Le malade en est toujours à la première période de la chloroformisation. L'aspiration donne beaucoup de fragments au centre et à gauche. Évacuation et lavage. En retirant la sonde métallique, le mandrin rencontre un fragment dans la sonde. Quelques coups de marteau l'écrasent et permettent d'enfoncer le mandrin à fond.

Vérification négative.

Durée totale de l'opération : 30 minutes.

Sonde à demeure.

Le 23. On retire la sonde, le malade n'a pas eu d'ascension thermique et ne ressent que quelques douleurs de la verge.

Le 26. Le malade sort.

BIBLIOGRAPHIE

Amussat. — Considérations pratiques sur le broiement de la pierre en une seule séance. *Gaz. méd.*, 1853.

Bazy. — De la lithotritie rapide en une séance et de la lithotritie à séances prolongées. *Ann. génit.-urin.*, 1883, p. 52.

— Les limites de la lithotritie dans le traitement des calculs vésicaux. *Ann. génit.-urin.*, 1887, p. 152.

— De l'aspiration des fragments calculeux après la lithotritie et d'un nouvel aspirateur. *Ann. génit.-urin.*, 1889, p. 521.

— Des calculs enchatonnés de la vessie. *Ann. génit.-urin.*, 1892, p. 682.

Bigelow. — Remarks an modern Lithotrity. *Transactions of the internat. med Congress*, 1881.

Blandin. — *Taille et lithotritie.* Th. d'agrég., 1834.

Civiale. — *La lithotritie et la taille.* Paris, 1870.

Clover. — *New apparatus*, 1866.

Cornay (de Rochefort). — *De la lithérétie.* Paris, 1845.

Courty. — Lithotritie en une seule séance. Congrès méd. chir. de Rouen. *Union médic.*, 1862.

Delefosse. — Des instruments actuellement employés pour la lithotritie. *Ann. génit.-urin.*, 1884, p. 609-671.

Desnos. — *De la lithotritie à séances prolongées.* Th. Paris, 1882.

Dolbeau. — *Traité de la pierre de la vessie*, 1864.

Duchastelet. — Considérations mécaniques et expérimentales sur l'aspiration dans la lithotritie. *Ann. génit.-urin.*, 1890, p. 401.

Duflot. — *De la lithotritie.* Th. Paris, 1873.

Guillon. — *De la lithotritie généralisée.* Paris, 1862.

Guyon. — *Leçons cliniques sur les maladies des voies urinaires*, 2e édition, Paris, 1885; 3e édition, Paris, 1895.

— Des indications et des contre-indications de la lithotritie rapide. *Ann. génit.-urin.*, 1886, p. 703.

— Du nombre des séances dans la lithotritie. *Ann. génit.-urin.*, 1890, p. 713.

— De l'antisepsie dans la lithotritie. *Ann. génit.-urin.*, 1891, p. 285.

— La chloroformisation dans la lithotritie. *Ann. génit.-urin.*, 1892, p. 493.

— De l'anesthésie générale. *Ann. génit.-urin.*, 1896, p. 865.

Guyon et Desnos. — De l'aspiration des fragments après la lithotritie. *Ann. génit.-urin.*, 1883, p. 165, 213.

Guyon et Michon. — De la sonde à demeure. *Ann. génit.-urin.*, 1895.

Hallé et Wassermann. — Contribution à l'anatomie pathologique des rétrécissements de l'urèthre. *Ann. génit.-urin.*, 1891, p. 143.

Heurteloup. — *Des lois et conditions physiques primordiales qui président à l'opération de la pierre*. Paris, 1857.

Jamin. — Application de la lithotritie à séances prolongées au traitement des calculs volumineux. *Ann. génit.-urin.*, 1883, p. 179.

Kirmisson. — *Des modifications modernes de la lithotritie*. Thèse d'agrég., Paris, 1883.

Leroy d'Étioles. — *Histoire de la lithotritie*. Paris, 1839.

Maisonneuve. — *Mémoire sur le lithéxère*. Paris, 1864.

Reliquet. — *Leçons cliniques sur les maladies des voies urinaires*. Paris, 1878.

— *De la lithotritie rapide*. Paris, 1882.

S.-H. Thompson. — *Leçons cliniques sur les maladies des voies urinaires*. Traduction par le Dr Robert Jamin. Paris, 1889.

Voillemier et Le Dentu. — *Traité des maladies des voies urinaires*. Paris, 1868.

TABLE DES MATIÈRES

IMPRIMERIE LEMALE ET Cⁱᵉ, HAVRE

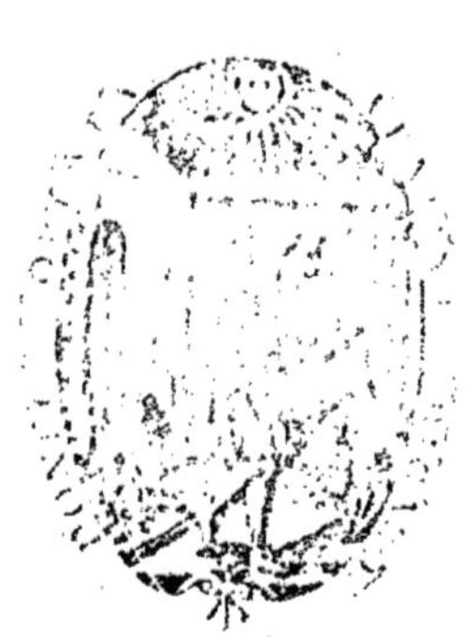

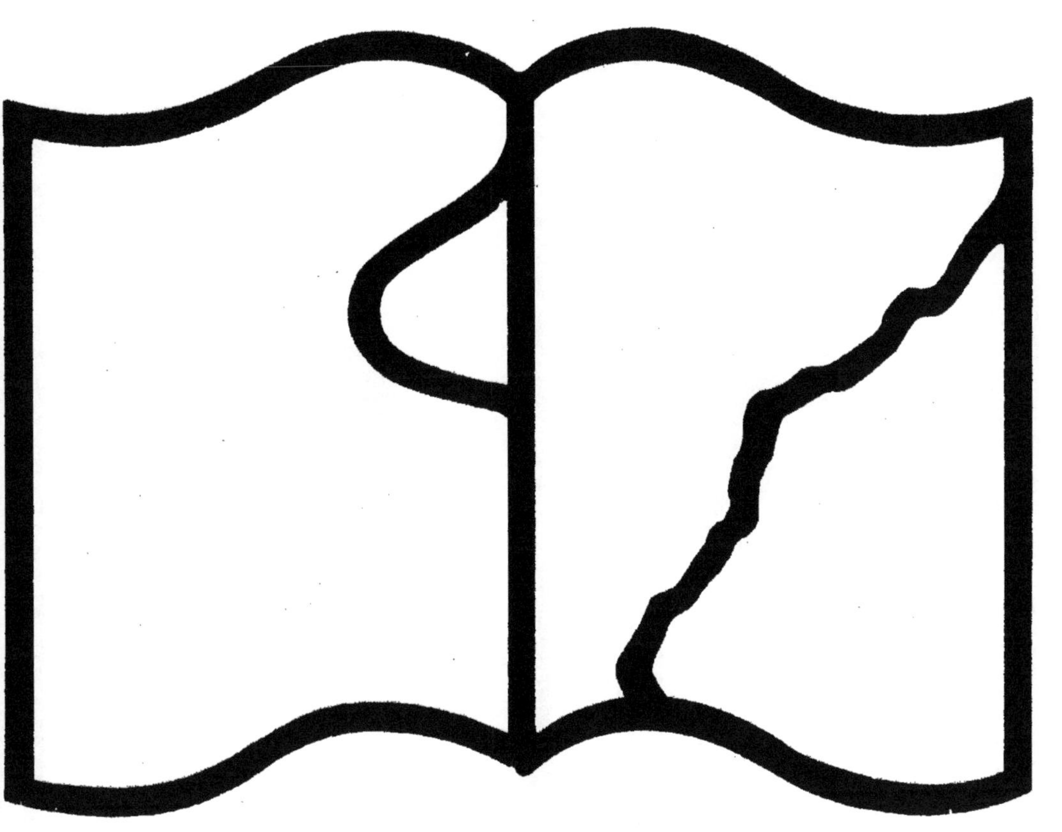

Texte détérioré — reliure défectueuse

NF Z 43-120-11

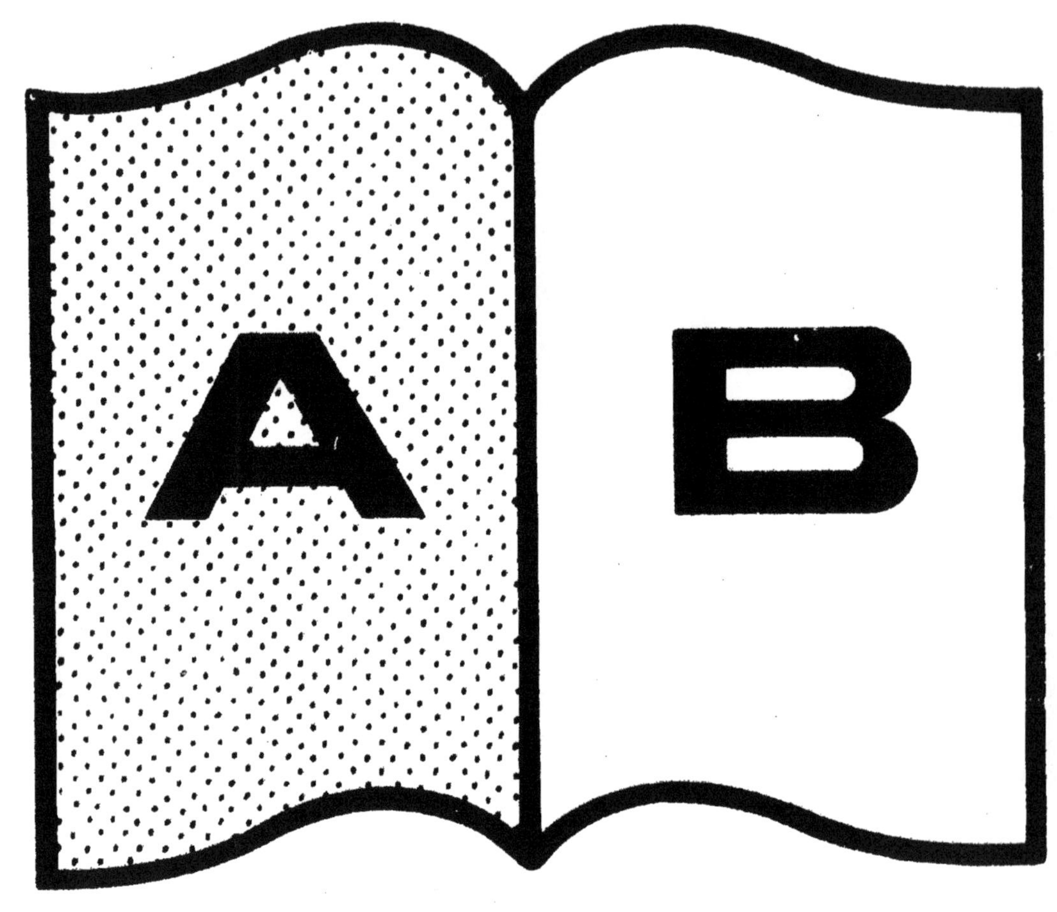

Contraste insuffisant

NF Z 43-120-14